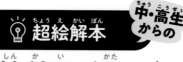

中・高生からの

超絵解本

◀精神科医が語る▶

発達障害のすべて

グレーゾーンの人でも役立つヒントが満載

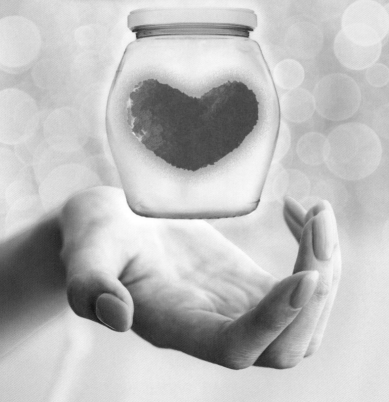

はじめに

多様性の時代になり，「発達障害」に関する話題をよく耳にするようになりました。仕事や人間関係がうまくいかず，「もしかして，私も発達障害なのかも」と悩む人がふえているといいます。発達障害の症状が出るか出ないかのライン，いわゆるグレーゾーンで悩んでいるという人も少なくないでしょう。

発達障害にはさまざまな症状がありますが，大きく注意欠如多動症（ADHD），自閉スペクトラム症（ASD），学習障害（LD）の三つに分けられます。名称やある程度の症例は知っているという読者も多いかもしれませんが，それでもまだまだ誤解や知られていない部分はあるのが実情です。

それぞれの発達障害にはどんな特性があるのか，二次的におこりやすい心の病にはどんなものがあるのか。この本では発達障害の正しい知識とメカニズムをていねいに解説していきます。

発達障害を抱える本人，そしてまわりの人，だれもが日常生活を楽しくすごすためのヒントが満載です。

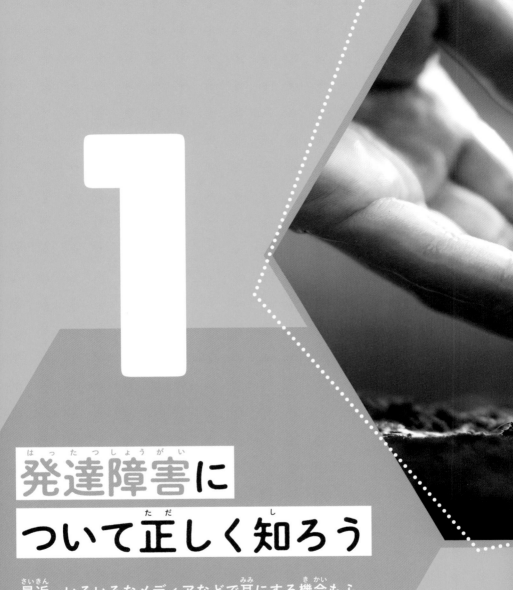

1

発達障害について正しく知ろう

最近，いろいろなメディアなどで耳にする機会もふえた「発達障害」。発達障害とはそもそも何なのでしょうか？　まずは，近年ふえているといわれる発達障害の実態や，発達障害についての正しい知識を深めていきましょう。

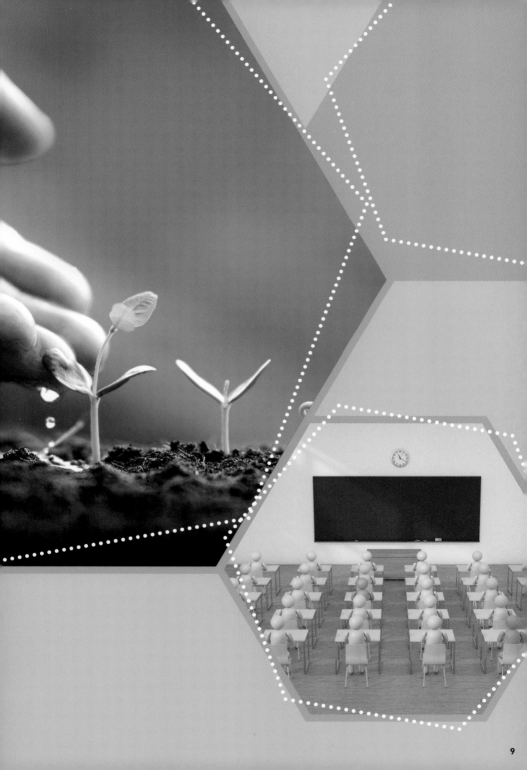

発達障害は大きく三つに分けられる

発達障害の分類

厚生労働省ウェブサイトの図をもとに作成

・言葉の発達の遅れ
・コミュニケーションの障害
・対人関係，社会性の障害
・パターン化した行動，こだわり

自閉症

自閉スペクトラム症（ASD）

アスペルガー症候群

・言葉の発達の遅れはない
・コミュニケーションの障害
・対人関係，社会性の障害
・パターン化した行動，こだわり

注意欠如多動症（ADHD）

・不注意
・多動，多弁（じっとしていられない，しゃべりつづける）
・衝動的に行動する（考えるよりも先に動く）

学習障害（LD）

・「読む」「書く」「計算する」などが，知的発達にくらべて極端に苦手

注：このほか，トゥレット症や吃音症なども発達障害に含まれる。

発達障害は大きく分けて，自閉スペクトラム症（ASD），注意欠如多動症（ADHD），学習障害（LD）に分類される。ASDやADHDは，知能に遅れをともなう場合と，ともなわない場合がある。また，複数の発達障害を併発するケースもある。

「**発**達障害」とは，生まれつき脳の発達が通常とことなることで，生活に支障をきたしてしまうものです。近年では，精神疾患というよりも，その人の生まれつきの特性であるというとらえ方が一般的です。発達障害はその症状から大きく三つに分けられます。

自閉スペクトラム症（ASD）の「自閉症」とは，言葉の発達の遅れやコミュニケーションの障害などの特徴をもつ症状です。たとえばコミュニケーションの能力には，正常範囲で少し苦手なレベルから，そのために日常生活が深刻に制約されてしまう障害のレベルまで連続していると考えられます。そのため現在では，連続しているという意味の「スペクトラム」という言葉が使われています。

注意欠如多動症（ADHD）は，約束や物を忘れるなどの「不注意」や，じっとしていられないなどの「多動」が特徴です。**学習障害（LD）**は，知能の遅れはないものの，「読む」「書く」「計算する」などの学習が苦手な特性をもちます。

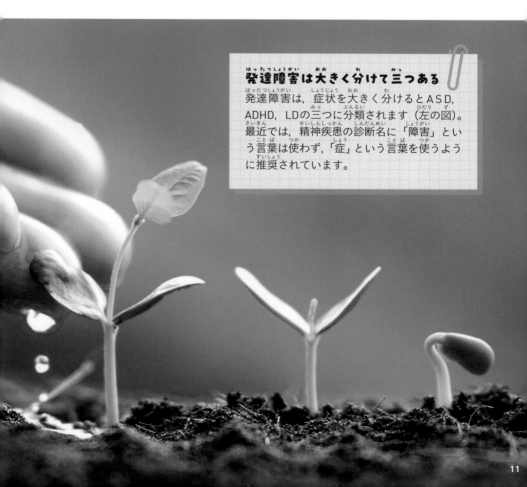

発達障害は大きく分けて三つある

発達障害は，症状を大きく分けるとASD，ADHD，LDの三つに分類されます（左の図）。最近では，精神疾患の診断名に「障害」という言葉は使わず，「症」という言葉を使うように推奨されています。

アメリカでは発達障害の人がふえている

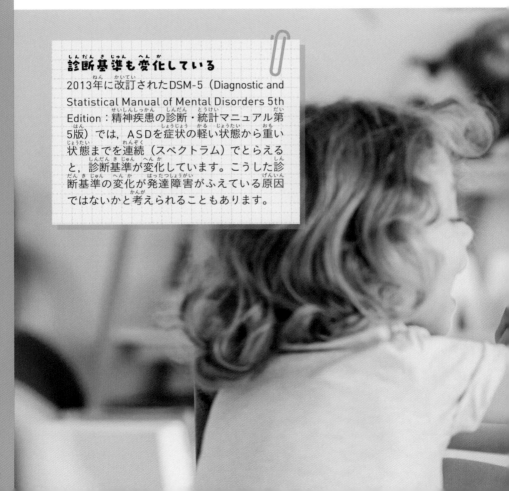

診断基準も変化している

2013年に改訂されたDSM-5（Diagnostic and Statistical Manual of Mental Disorders 5th Edition：精神疾患の診断・統計マニュアル第5版）では，ＡＳＤを症状の軽い状態から重い状態までを連続（スペクトラム）でとらえると，診断基準が変化しています。こうした診断基準の変化が発達障害がふえている原因ではないかと考えられることもあります。

2022年3月，アメリカ疾病予防管理センター（CDC）は，アメリカ国内の8歳児の発達障害の有病率を発表しました。有病率とは，ある時点で疾病のある人の割合です。発表によると，2018年のASDの有病率は約2.3％でした。調査を開始した2000年のASDの有病率は約0.67％であり，**18年間で有病率が上がっていることがわかります。**

一方，2016〜2019年のADHDの有病率は，6.0％でした。2003年のADHDの有病率は4.4％であり，**ADHDの有病率も上がっていました。**

このようにアメリカで行われた疫学調査では，発達障害の人がふえていました。**しかし，国際的に発達障害の人がふえているのかどうかは，まだ結論が出ていません。**その最も大きな理由は，共通の診断基準による，国際的で大規模な疫学調査が行われていないことです。

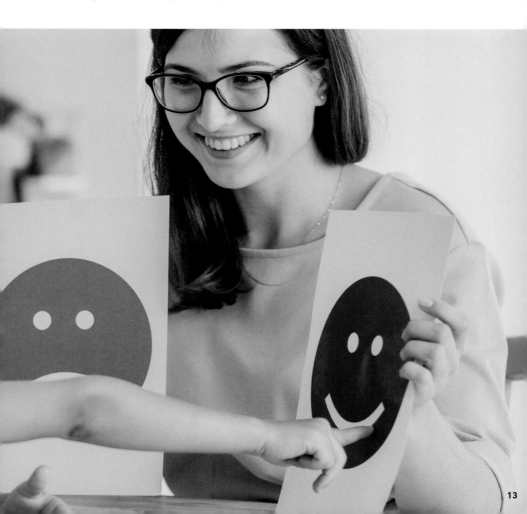

13

日本では 10人に一人が ADHDかもしれない

一方，日本での発達障害の有病率はどのぐらい上がっているのでしょうか？

実は2022年9月時点で，日本ではDSM-5による全国的な疫学調査はいまだ行われていません。

弘前大学は，2013～2016年に，弘前市のすべての5歳児に対して，DSM-5による「5歳児発達健診」を実施しました。この健診による統計調査から判断すると，弘前市では4年間でASDの有病率が上がっていないことが明らかになりました。

一方，2021年に発表された信州大学による健康保険請求のための全国データベースを使った研究[※1]では，日本でも，2009年から2019年にかけてASD診断の頻度がふえていることが示されています。こちらは，時期的にもアメリカのCDCの調査結果などと一致するといえます。

同じく発達障害の一つであるADHDの疾病率は，CDCの調査では9.8％で，日本も同じように約1割の人に症状が出ていると考えられています。

このうちの6割から8割がそのまま発達障害の症状を抱えて大人になり，いわゆる「大人の発達障害」として表面化するといわれています。

※1：Sasayama D, et al. Trends in Autism Spectrum Disorder Diagnoses in Japan, 2009 to 2019. JAMA Netw Open. 2021; 4: e219234.

日本で発達障害の人はどのぐらいいるのか?

文部科学省が行った結果[2]では、「学習面または行動面でいちじるしい困難を示す」とされた小・中学生の割合は6.5%とされています。これは，30〜40人学級の中で，発達障害の可能性がある生徒（イラストでピンク色で示しました）が2〜3人程度いるということになります。

※2：文部科学省．通常の学級に在籍する発達障害の可能性のある特別な教育的支援を必要とする児童生徒に関する調査, 2012.

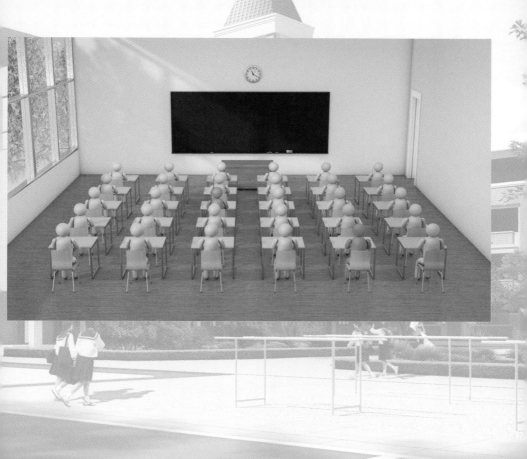

大人になってから気づくケースがふえてきた

発達障害の症状が表面化しにくい理由

子供のころに成績がよいと，発達障害の症状があっても見逃されることが少なくありません。少し他人と変わったところがあっても，学生時代は見過ごされることも多く，社会人になってから，集団生活を行っていく過程で表面化することがあります。

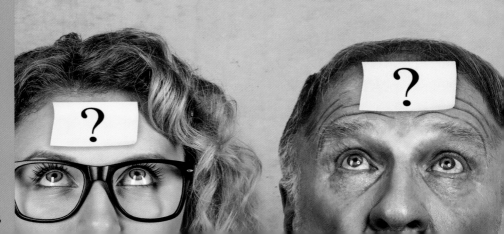

発達障害が知られるようになってきて、「大人の発達障害」にも注目が集まっています。成人後に社会に出てから、発達障害だとわかるケースです。

たとえばASDの症状は、学生時代には目立たないことがあります。コミュニケーション不足で多少まわりと衝突したとしても、得意な教科で優秀な成績をあげれば、問題なく就職することもできます。ところが社会人になって、仕事の量がふえたり会社の中で責任をもつ立場になった

りすると、まわりの人の意図をうまくくみ取れず、孤立する場合があります。

子供をもってはじめて、自分がADHDだったと気づく場合もあります。たとえば、子供に多動の傾向があり、調べていくうちに、自分もADHDの症状にあてはまることに気づくことがあるのです。

このように大人の発達障害は、就職や結婚などの生活環境の変化をきっかけに問題が表面化することがあるのです。

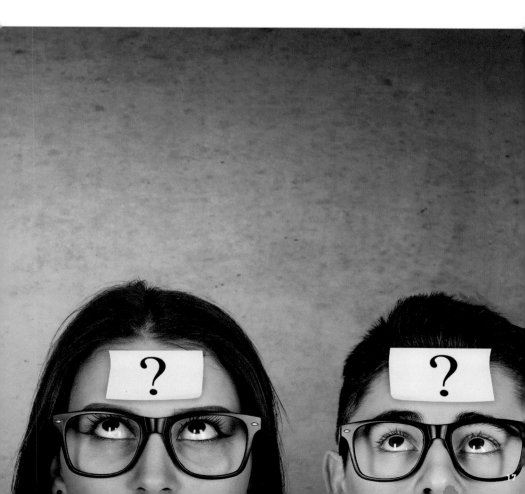

発達障害の原因は
脳の発達のかたより
にある？

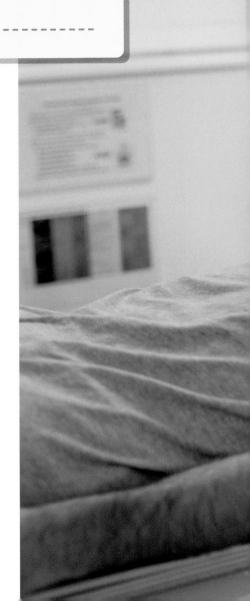

かつて発達障害は，子供の育て方や心の問題が原因と考えられることもありました。発達障害，とくにADHDと脳の関連性が疑われるようになったのは，20世紀なかばになってからのことです。

　発達障害の人の脳の状態は，脳の解剖や脳画像の研究，脳の活動を画像化できる「fMRI（機能的核磁気共鳴画像法）」の導入などによって，次第にわかってきました。そして発達障害の人の脳では，普通の人の脳にそなわっている機能が，うまくはたらいていないことがあるとわかったのです。

　発達障害の人の脳は，発達のしかたが普通の人と少しことなっています。そのため普通の人とくらべて，得意なところと不得意なところが，極端に出てしまうことがあるのです。

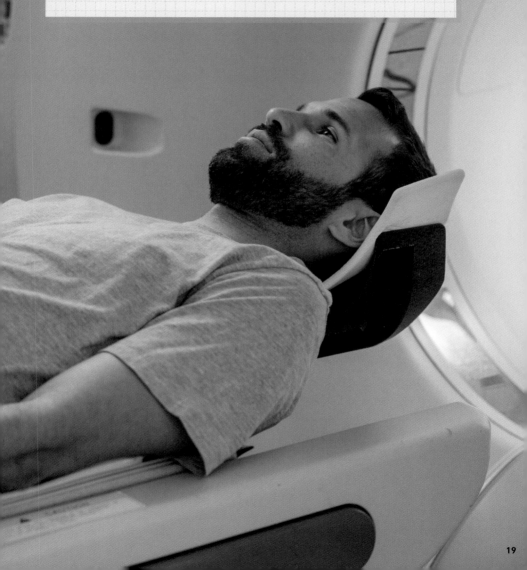

発達障害の特性と脳の関係

20世紀初頭から，ADHDの症状があらわれた子供たちの症例が報告されています。その後，脳との関連性が注目されて，脳の研究が行われてきました。こうした研究の積み重ねにより，発達障害の原因は脳の発達にかたよりがあり，脳の機能がうまくはたらいていないことにあることがわかってきました。

発達障害が
ひきこもりの
きっかけになる

内閣府が2019年に40〜64歳を対象に行った「生活状況に関する調査」では，ひきこもり状態にある人が，全国で61万3000人いると推計されています。同じく2015年に15〜39歳を対象に行った調査では，54万1000人と推計されました。そのため，ひきこもり状態にある人は，100万人を突破しているとも考えられています。

こうしたひきこもりの原因の一つであると考えられているのが，発達障害です。

内閣府が2019年に40〜64歳を対象に行った調査によると，ひきこもりのきっかけとなった理由には，「人間関係がうまくいかなか

った（21.3％）」や「職場になじめなかった（19.1％）」などがありました。**ASDの症状が強く出ている場合，社会的コミュニケーションがとりづらくなります。また，ASDの症状とADHDの症状が重複している場合，周囲の人から奇異にみられることも多く，次第に孤立していく人も少なくありません。**

また，会話がつづかない，集中力が欠ける，つねに落ち着きがないなどの症状から，なまけているなどの評価を受けて，仕事をはなれざるを得ない状況にあうこともあります。こうした問題を緩和させるためにも，発達障害の特性を本人も周囲も知ることが大切だとされています。

ひきこもりの原因と発達障害

ひきこもりの原因の一つとして最近，注目されているのが発達障害の症状です。ひきこもりの状態にある人の約3割は，何らかの発達障害の症状を抱えているといわれています。ひきこもりを選択してしまうきっかけは，職場の人間関係や仕事になじめないことなどです。

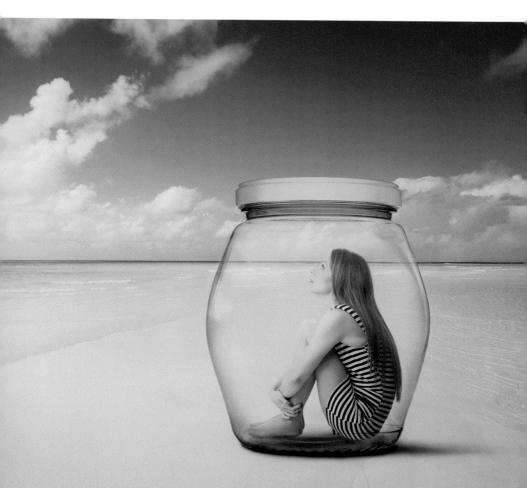

障害があるか，自分で判断するのはむずかしい

発達障害の症状の自己診断はむずかしいといわれています。とくに**社会的コミュニケーションについては，自己評価と客観的評価がくいちがう可能性が高い**からです。

ほかの人が何を考えているのかを類推し，他人の気持ちをくみ取れるかどうかということを自分で客観的に評価することは，非常にむずかしいものです。さらに，ASDの症状がとくに強い場合は，自分がほかの人とコミュニケーションをとれているかどうか判断することができないといいます。

自分は周囲とコミュニケーションをきちんととれていると考えている人も少なくないため，自分の特性を客観的に診断することは，さらにむずかしくなります。

このため，本人がみずから受診に訪れるというよりは，上司や同僚など周囲からのすすめによって受診することが多いようです。

発達障害かどうかの診断は，次のように行われます。専門の医療機関にて，本人や親への問診があります。そして，本人とのさまざまな場面でのかかわりを通したふるまいの観察とさまざまな検査が行われます。そして，得られた情報をもとに，症状の組み合わせと症状の時間経過などのさまざまな条件によって診断されています。

相手とコミュニケーションがとれているかは自分で判断しづらい

発達障害の自己診断はむずかしいといわれています。ASDの症状が出ている場合，相手とコミュニケーションが正しくとれているかどうかを客観的に判断することは，むずかしいと考えられています。医療機関で客観的に診断してもらうことが必要です。また，発達障害の人や家族を支援するためのウェブサイトや公的機関の相談窓口もあります。

【発達障害についての情報が得られるウェブサイト】

・政府広報オンライン	暮らしに役立つ情報として，特集記事「発達障害って，なんだろう？」などを公開している。
・発達障害情報・支援センター	発達障害に関する最新情報を収集・分析し，本人や家族に向けて普及啓発活動を行っている。
・こころの耳	働く人やその家族，事業者などに対してメンタルヘルスに関する情報を発信したり，相談窓口を提供したりしているポータルサイト。

【公的支援機関】

・発達障害者支援センター	発達障害の人やその家族に対して，日常生活についての相談や発達支援，就労支援などを行う。都道府県や政令指定都市ごとに設置されている。
・発達障害教育推進センター	発達障害のある子供たちへの教育の推進・充実を主な目的とし，発達障害に関する最新情報や教材・教具に関する情報の発信，調査活動や支援活動などを行う。
・そのほかの相談機関	保健センターや保健所，市町村福祉事務所，各自治体の福祉担当窓口などでも，心身の健康や発達，子育ての相談などに対応している。窓口の名称や対象年齢，支援内容などはさまざま。

【医療機関】

発達障害を専門にみる児童精神科や，小児神経科のある総合病院などで診察を受けられる。大人の発達障害をみる病院も，ふえてきている。

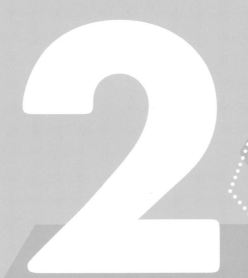

2

不注意や多動が目立つ
「注意欠如多動症」

厚生労働省の調査では，6歳から12歳の子供の3〜7%に症状があらわれるというADHD。ADHDは主に行動面にその特性があらわれるとされています。この章では，最新の研究成果を交えながら，ADHDについてくわしくみていきましょう。

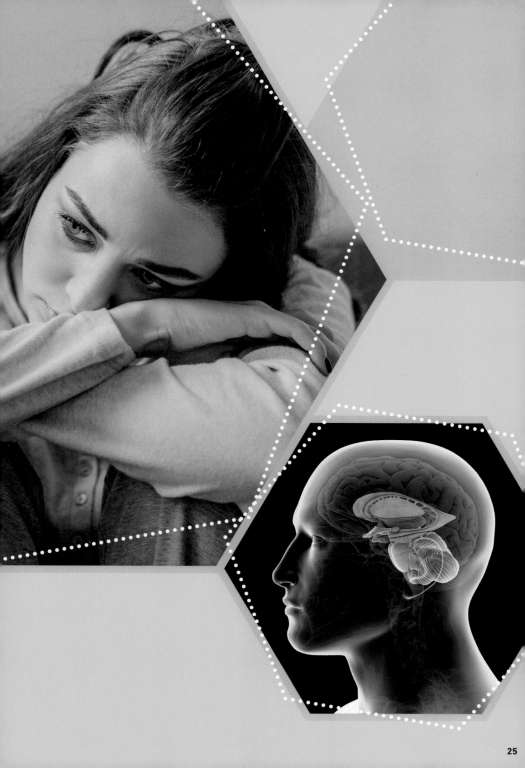

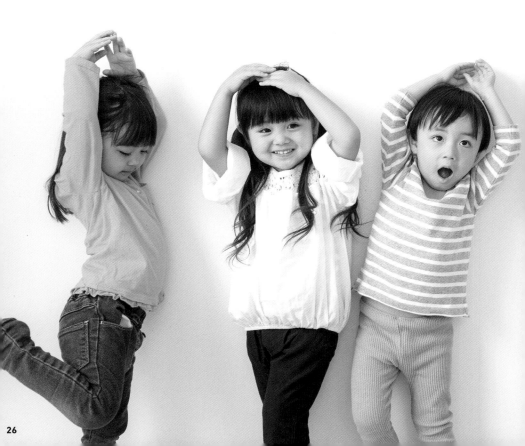

注意欠如多動症（ADHD）の三つの特徴とは

注意欠如多動症（ADHD）の主な症状は，**約束や物を忘れるなどの「不注意」**や，じっとしていられない，しゃべりつづけるなどの**「多動」**，そして**「衝動」**の三つです。

これらの症状が，同時にすべてあらわれるというわけではありません。「多動」が目立つ場合もありますし，「衝動」が強く出る場合もあります。また，成長の途中では三つのうちのある症状が抑えられたり，目立たなくなったりします。ほとんどの文化圏で，ADHDの子供の割合は5％，成人の割合は2.5％くらいといわれています。

幼少期に落ち着きがなく，活発すぎるということで，親が気づくこともあります。そもそも子供は成長の中で活発に活動をするので，**4歳くらいまでは，正常な発達過程であるのか，ADHDであるのかの区別をつけにくいのです。**しかし，ほとんどの場合，小学校年齢で発見されることが多いようです。

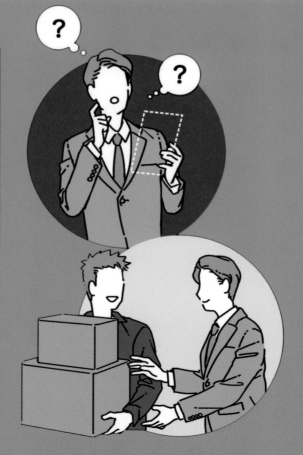

注意欠如多動症（ADHD）

「不注意」や「多動」がみられます。さまざまな作業を並行してこなすマルチタスクが苦手という特徴があり，知能の遅れをともなう場合もあります。その症状によって生きづらさを感じ，うつ病などの精神疾患を発症するケースも多くみられます。なお，ADHDの子供は，全体の5〜10％程度にものぼるとする報告もあります。

ADHD の症例

大切な仕事の予定をよく忘れたり，大切な書類を置き忘れたりしてしまいます。周囲の人にはあきれられ，「何回いっても忘れてしまう人」といわれてしまいます。一方，気配りがうまく，困っている人がいればだれよりも早く気がつき，手助けをすることができます。

注意欠如優勢型
は忘れ物や遅刻
が多い

　ADHDの中でも，「注意欠如優勢型」は，ぼんやりしているようにみえるのが特性といえるかもしれません。DSM-5の診断基準では，次のような行動の特性が長期的にひんぱんにつづき，特徴的な場合に，注意欠如優勢型と診断しています。

　まず学校や職場で，細部に注意を払えないことや不注意が原因で，トラブルをおこしてしまうことです。目の前の活動に注意を払いつづけることや課題を最後までやりとげることがむずかしく，話しかけられたときに聞いていないようにもみえます。また，声をかけられることなどささいな刺激に

よって，それまでの作業やこれからやるべきことを忘れてしまうといったこともあるようです。同じミスをくりかえすこともしばしばです。

　忘れ物が多いことも，注意欠如優勢型の診断基準です。学校や職場で必要な道具を忘れたり，日常生活で身のまわりの物をどこに置いたのかわからなくなったりしてしまいます。順序立てて物事を整理することがむずかしく，必要な物と不要な物の区別がつかないため，部屋に物があふれて，足の踏み場もないような状態になってしまうことも少なくありません。

集中力や注意力がつづかない

注意欠如優勢型は，授業や仕事に集中できず，ぼーっとしているようにみえることがあります。遅刻をしたり，宿題や仕事を先のばしにしたりする傾向もあります。また，文房具や仕事の書類など身のまわりの物をどこに置いたのかわからなくなってしまうのも特徴の一つです。

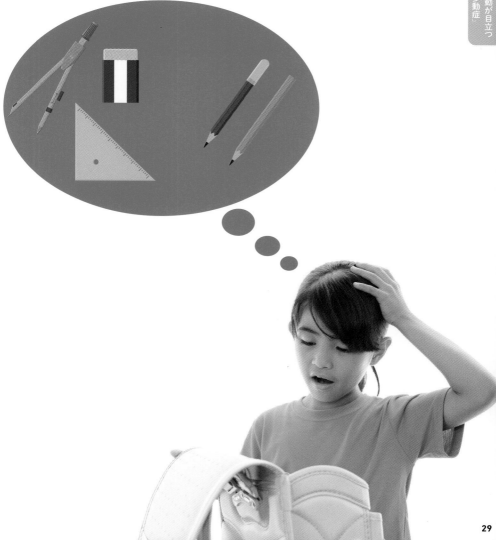

多動・衝動性優勢型
は落ち着くのが苦手

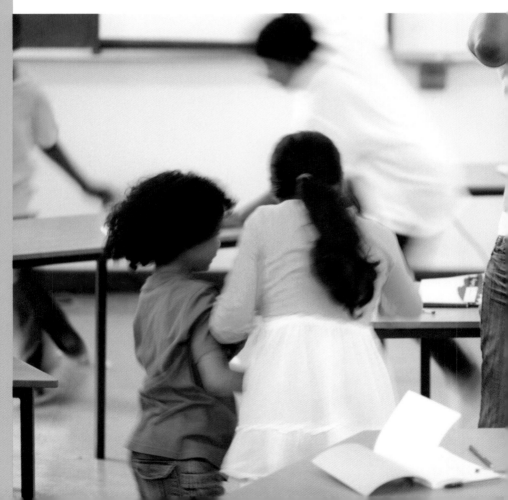

ADHDのもう一つのタイプが、「多動・衝動性優勢型」です。DSM-5では、16歳までの子供では六つの症状、17歳以上の若者や成人では五つ以上の症状が、家庭や職場などの二つ以上の場所で少なくとも6か月間つづくことなどを診断基準としています。

具体的には、**貧乏ゆすりをする、じっとしていられない、静かにすごせない、順番を待てない、相手の質問が終わる前に答える、しゃべりすぎる、他人のしていることに横やりを入れる**、などです。

たとえば小学校では一コマ45分の授業を受けるのが一般的ですが、多動・衝動性優勢型ADHDの特性が強いと、その間じっと座っていることができません。このことから、1時間前後の間、座っていられるかどうかを判断の目安とする精神科医もいます。

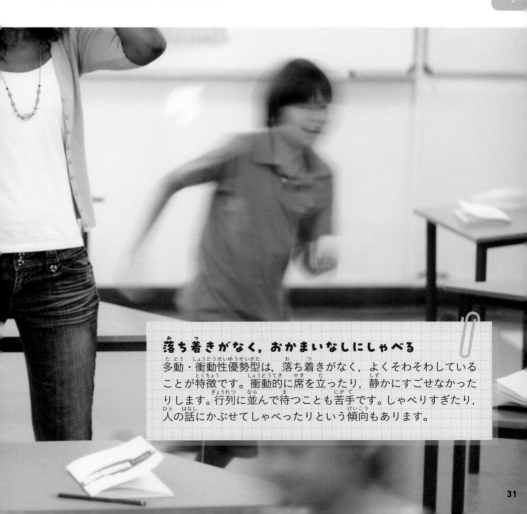

落ち着きがなく、おかまいなしにしゃべる

多動・衝動性優勢型は、落ち着きがなく、よくそわそわしていることが特徴です。衝動的に席を立ったり、静かにすごせなかったりします。行列に並んで待つことも苦手です。しゃべりすぎたり、人の話にかぶせてしゃべったりという傾向もあります。

症状が混合して いるケースもある

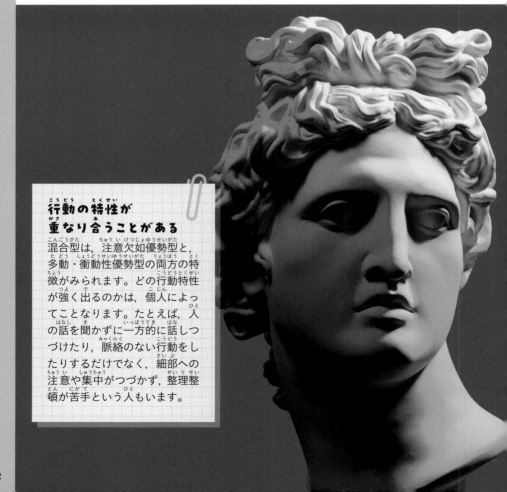

行動の特性が 重なり合うことがある

混合型は，注意欠如優勢型と，多動・衝動性優勢型の両方の特徴がみられます。どの行動特性が強く出るのかは，個人によってことなります。たとえば，人の話を聞かずに一方的に話しつづけたり，脈絡のない行動をしたりするだけでなく，細部への注意や集中がつづかず，整理整頓が苦手という人もいます。

注意欠如優勢型と多動・衝動性優勢型の症状をあわせもつタイプが「混合型」です。DSM-5では，両方の症状が6か月間つづく場合は，混合型と診断しています。ADHDの人の8割が混合型ともいわれています。

混合型の人は，症状が個人で大きくことなります。たとえば，いつもはぼんやりしていても，自分の好きな分野の話になると，急におしゃべりになって相手の会話をさえぎる，といった行動をみせることがあります。

注意欠如優勢型と多動・衝動性優勢型の行動の特性が重複するだけでなく，自閉スペクトラム症（ASD）と症状が重複することもあります。たとえば，注意欠如というADHDに特有な症状が出るだけでなく，決められたスケジュールに沿って行動しないと気がすまないというASDに特有な症状が出ることがあります。ADHDとASDの症状が重複する人は，それぞれの特性が弱まる場合もあります。

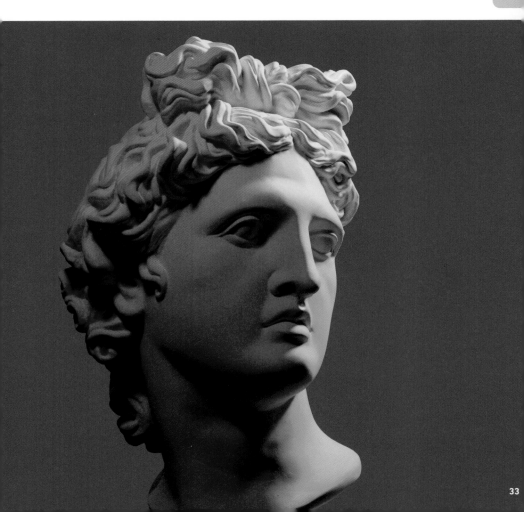

社会に適応できず，集団から孤立してしまうことも

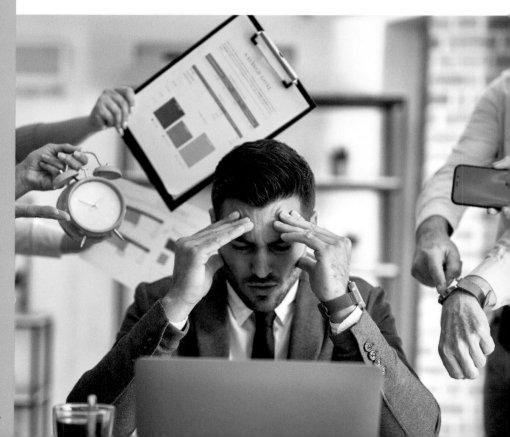

ADHDの特性は集団生活の中で避けられたり，嫌われたりする原因になる可能性もあります。疎外感から他者に対する怒りを示したり，問題を解決するよりも開き直ったりして，さらに孤立を深めていきます。それが原因でいじめられたり，いじめたりして，なかなか集団生活に適応することができなくなることもあります。その結果，学生時代には学業成績が低下したり，ひきこもりになったりするといった問題につながるケースがあります。

成人になると，職場での適応がうまくいかず，業績の低下や勤務状況の悪化をまねき，その結果，失職してしまうこともあります。

また，そうしたことが反社会的な行動に結びついたり，インターネットやアルコールなどへの依存に結びついたりすることもあります。疎外感を抱いて社会から孤立しないように，親が声をかけたり，ネットワークをつくったりして，孤独な状態をつくらないことが必要です。

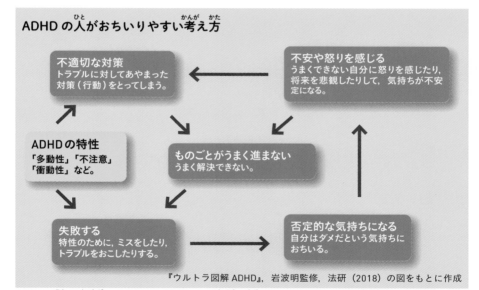

ADHDの人がおちいりやすい考え方

不適切な対策
トラブルに対してあやまった対策（行動）をとってしまう。

不安や怒りを感じる
うまくできない自分に怒りを感じたり，将来を悲観したりして，気持ちが不安定になる。

ADHDの特性
「多動性」「不注意」「衝動性」など。

ものごとがうまく進まない
うまく解決できない。

失敗する
特性のために，ミスをしたり，トラブルをおこしたりする。

否定的な気持ちになる
自分はダメだという気持ちにおちいる。

『ウルトラ図解ADHD』，岩波明監修，法研（2018）の図をもとに作成

ADHDの人が，職場などでおちいりやすい思考の流れをえがきました。「多動性」「不注意」「衝動性」などの特性により，失敗をしたり，トラブルに対して衝動的にあやまった対策をとってしまったりすることがあります。すると，自分を否定したり，不安や怒りを感じてしまったりして，悪循環におちいっていく場合があるのです。

最新脳科学でせまるADHDのしくみ

ADHDの症状があらわれる原因は，主に二つあると考えられています。

一つは「実行機能の破たん」です。実行機能の破たんは，注意を持続できない，意図したことを計画的に行えない，状況が変化しても柔軟に対応できないことの原因になると考えられています。もう一つは，「報酬への反応」です。報酬への反応に問題があると，報酬の遅れなどに耐えられずに衝動的にほかのもので気をまぎらわせるため，多動や不注意の原因になると考えられています。

近年の脳科学の研究で，二つの原因は，脳の「報酬系」という回路と関係があることがわかってきています。報酬系とは，報酬に対する快・不快の反応を生みだす回路のことです。

報酬系では，「ドーパミン」という神経伝達物質が，情動や行動を制御しています。神経伝達物質とは，神経細胞どうしの接続部分である「シナプス」で信号を伝える物質です。報酬系の回路でドーパミンがうまく作用しないことが，ADHDの症状につながっているのではないかという研究が報告されています。

脳の報酬系がADHDの症状にかかわる

報酬系がはたらく脳の領域を示しました。脳に信号をあたえる神経伝達物質ドーパミンが専用の回路を伝って，情動や行動をコントロールしています。ADHDの人の脳内では，ドーパミンがうまく作用せず，自分の情動や行動を調整したり，抑制したりすることができないと考えられます。

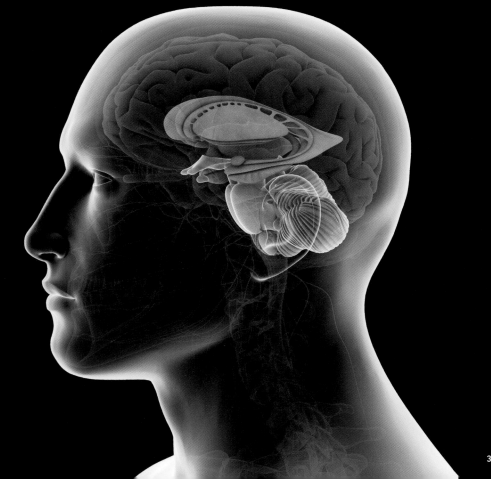

ADHDの
脳の大きさには
特徴がある

脳には，無数の神経細胞があります。脳の中で，神経細胞の本体である「細胞体」がとくに集まっている場所は，「核」とよばれます。大脳の深部には，「大脳基底核」という核があります。**大脳基底核は，運動の調整や，意思の決定，記憶，物事の遂行，意欲や情動の調節などにかかわります。**このため，大脳基底核に問題があると，多動や衝動性を抑制するはたらきに支障が出やすくなります。ADHDの子供の脳は，普通の子供の脳とくらべて，大脳基底核の体積が小さいことがわかっています。

脳の報酬系は，神経伝達物質のドーパミンを使って，大脳基底核に信号を伝えます。そのため大脳基底核には，ドーパミンを受け取る受容体が，たくさん分布しています。**ところがADHDの人の脳は，大脳基底核の体積が小さく，ドーパミンの受容体の数も多くありません。**その結果，ドーパミンのはたらきが弱くなり，信号が伝わりづらくなっています。このことが，ADHDの症状に影響をあたえているのではないかと考えられています。

ドーパミンの機能障害がADHDの特性を引きおこす

大脳基底核には，日常生活を送るうえで重要なネットワークが構築されています。ADHDの人の脳は，正しく発達している人の脳とくらべて体積が小さいことがわかっています。ADHDの人の脳では，ドーパミンが受容体と結合する能力が低下していることがわかっています。これがADHDの症状に影響をあたえていると考えられます。

参考文献：Qiu A, et al. Basal ganglia volume and shape in children with attention deficit hyperactivity disorder. Am J Psychiatry. 2009；166：74-82.
Yokokura M, et al. In vivo imaging of dopamine D1 receptor and activated microglia in attention-deficit/hyperactivity disorder: a positron emission tomography study. Mol Psychiatry. 2021 Sep;26(9):4958-4967.

"ワーキングメモリ"
の機能が低下している

脳には,「ワーキングメモリ（作業記憶）」という機能があります。ワーキングメモリとは,ある情報をもとに行動の計画を立てたり,作業をこなすための情報の取捨選択をしたりするときにはたらく,一時的な記憶です。ワーキングメモリは,大脳の「前頭連合野」という領域がになっていると考えられています。

私たちは日常のあらゆる場面でこのワーキングメモリを使って行動しています。たとえば,買い物に行こうと思ったとき,家を出る時間,通る道,立ち寄る店,買うべきものなど,一連の目標を定めてから行動に移します。その際に,時間や道順などを一時的に記憶し,それらは目的の行動が終わるとすぐに消去されます。そして,また新しい情報が上書きされていくのです。

ADHDの人の中には,前頭連合野の機能が低下している人が少なくありません。ADHDの人の脳は,前頭連合野の体積が,普通の人よりも小さい傾向があるからです。

前頭連合野は,脳全体にワーキングメモリを伝達して,行動や情動の調整を行っています。ところがADHDの人の脳は,ワーキングメモリに,報酬系がうまく対応できない問題もあります。前頭連合野や報酬系の機能の低下が,ADHDのさまざまな症状を引きおこしていると考えられています。

ワーキングメモリの機能低下が，さまざまな症状を引きおこす

たとえば物忘れは，必要以上に情報を取り込んでしまったり，取り込んだ情報を適切に処理できなかったりすることでおこるとされています。ワーキングメモリの機能低下が忘れやすいという症状を引きおこしているのかもしれません。

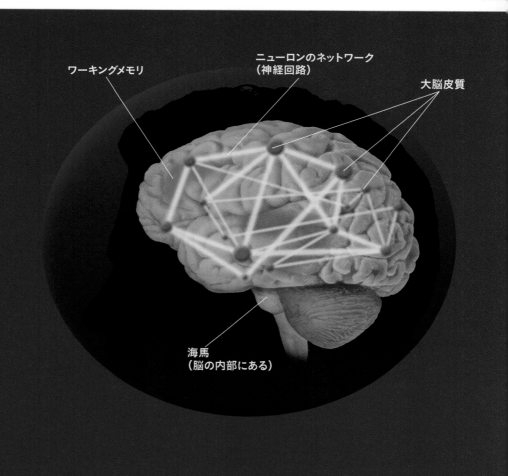

ワーキングメモリ

ニューロンのネットワーク
（神経回路）

大脳皮質

海馬
（脳の内部にある）

ADHDは薬で治療できるのか

ADHDには,脳の信号の伝達を改善する治療薬があります。神経細胞から分泌された神経伝達物質は,別の神経細胞の受容体に結合することで,信号を伝えます。このとき,受容体と結合しなかった神経伝達物質は,元の神経細胞の「再取りこみ口」から回収されて,再利用されます。ところがADHDの人の脳では,神経伝達物質が回収されすぎてしまうことがわかっています。そのため,神経伝達物質が減り,信号が伝わりづらくなると考えられています。

そこで開発されたのが,神経伝達物質が回収されすぎるのを防ぐ,ADHDの治療薬です。治療薬は,元の神経細胞の再取りこみ口に結合して,神経伝達物質が回収されるのをさまたげます。その結果,神経伝達物質の量がふえ,情報伝達が改善され,自分の力で行動を調整できるようになるといいます。

このようにADHDの治療薬は,**一定の効果が認められているものの,完全に治療できるものではありません。**現在のADHDの治療の目標は,ほかの発達障害と同じように,行動の特性と折り合いをつけて生活することにあります。治療薬は,その補助として使われています。

ADHDの治療薬のはたらき

右はADHDの治療薬のはたらきをえがきました。ADHDの人の脳は,遺伝的に神経伝達物質の再取りこみが行われやすい傾向があります。そこで,薬によって再取りこみをさまたげることで,神経伝達物質の量をふやし,症状を改善していきます。

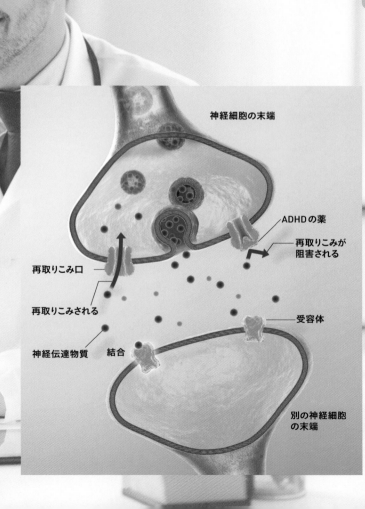

神経細胞の末端

ADHDの薬

再取りこみが
阻害される

再取りこみ口

再取りこみされる

受容体

神経伝達物質 結合

別の神経細胞
の末端

断捨離できない のはどんな人?

物を捨てられず,家の中に物があふれている人は,何かしらの心の病を抱えている可能性があります。

たとえば強迫性障害に関連した障害の中に,「ためこみ症」があります。そのものに価値がないにもかかわらず,ためこんだ物を捨てることができない,手放すことができないのです。

深刻な状況になると,家の中がごみや物であふれかえり,台所で料理ができない,ベッドで眠ることができない,いすに座ることができない,というような状態になります。ためこみ症の人は,物に対して「断」,「捨」,「離」を決められないのです。

断捨離ができない人は,ADHDの人の中にも,高い割合でいることがわかっています。しかし,両者はまったくことなる病気です。物やごみであふれかえった部屋や家だけを見て,その人がためこみ症なのか,ADHDなのかを判断するのは,専門家でもむずかしいといわれています。

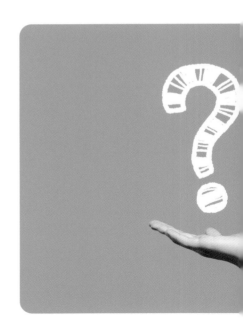

物が捨てられないからADHDとはかぎらない

ADHDの人の行動として，部屋に物があふれ，ごみ屋敷の状態になる場合がみられますが，それはほかの障害でもみられる特性でもあります。この状態を改善するためには，物の置き場所を決めたり，片付いている状態を写真に撮っておいたりといった対策が有効です（くわしくは132ページ）。

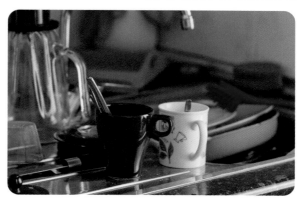

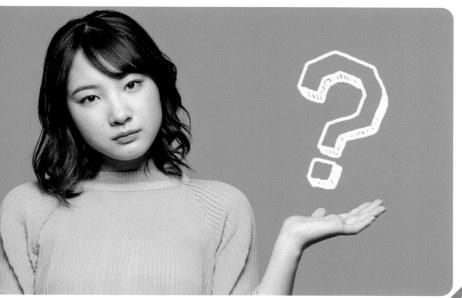

3

意思疎通がむずかしい
「自閉スペクトラム症」

自閉スペクトラム症（ASD）には相手に共感することができなかったり，こだわりが強かったりする症状があります。ASD でも，脳の機能がうまくはたらかない症状がみられるといいます。この章では，ASD についてくわしくみていきましょう。

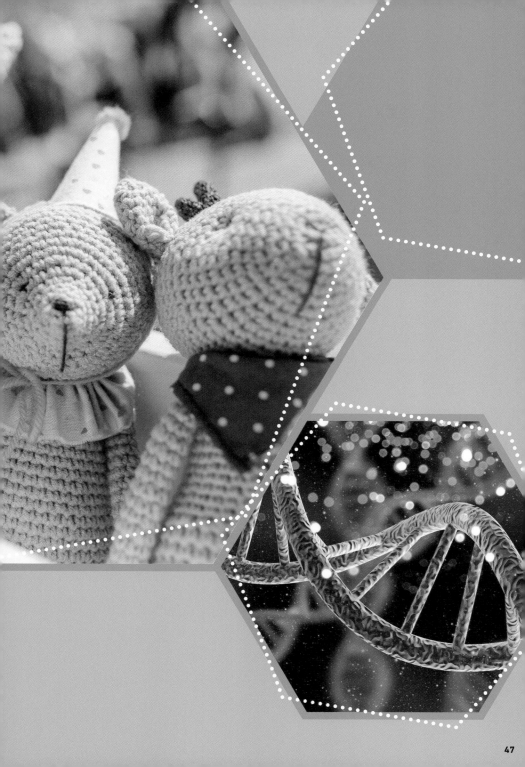

自閉スペクトラム症（ASD）の二つの特徴とは

自閉スペクトラム症（ASD）は，対人関係がうまく築けないことが特徴です。自分の考えていることや感じていることを，伝えるのが苦手です。相手の考えていることを，適切に理解できないこともあります。このため，意思の疎通がはかれず，日常活動にさまざまな問題がおきます。また，いろいろなことに固執したり，ある事がらが頭からはなれずに困ったりするようなことも，しばしばみられます。

　自閉スペクトラム症の「スペクトラム」には，連続しているという意味があります。自閉症としての特性が強い人がいる一方で，自閉症の特性はもっているけれども，自閉症の診断基準を満たさない人もいます。このように，連続性のある特性が，自閉スペクトラム症の特徴です。

　この考えから，DSM-5では，元は別の概念であった「自閉症」と「アスペルガー症候群」がASDとしてまとめられました。

自閉スペクトラム症（ASD）

　現在でも，言葉の発達に遅れがあるなどの場合は自閉症，言葉の発達に遅れはみられないが「物をたたく行為を延々とくりかえす」など反復的な行動パターンがみられるなどの場合はアスペルガー症候群と，以前の基準を踏襲して区別されることもあります。右には，自閉症とアスペルガー症候群を分けて，症例を示しました。なお，ある年のアメリカ国内の8歳児の，約2.3％がASDであるという報告もあります。

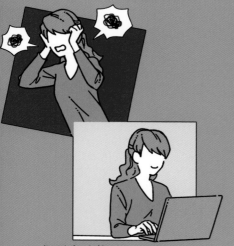

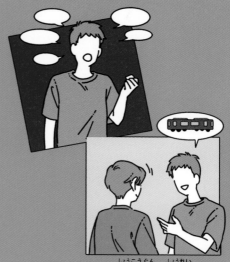

自閉症の症例

言語発達の遅れがあり，対人関係では反応が乏しかったり，相手に関心がないようにみえたりするため，コミュニケーションがうまくとれません。電車の乗車位置を決めているなど，こだわりが強く，急に予定が変わったり，はじめての場所に行ったりすると不安になり，動けなくなってしまうことがあります。独り言なども目立ちます。一方，慣れている場所では，だれよりも一生懸命に活動に取り組むことができます。

アスペルガー症候群の症例

だれかと話しているときに自分のことばかり話してしまい，相手にはっきりと「もう終わりにしてください」といわれないと，止まらないことがよくあります。周囲の人には，「相手の気持ちがわからない，自分勝手でわがままな人」といわれてしまいます。一方，大好きなこと（たとえば電車など）になると，博士とよばれるくらい専門家顔負けの知識をもっていて，感心されます。

ASDの人は
空気を読む
のが苦手

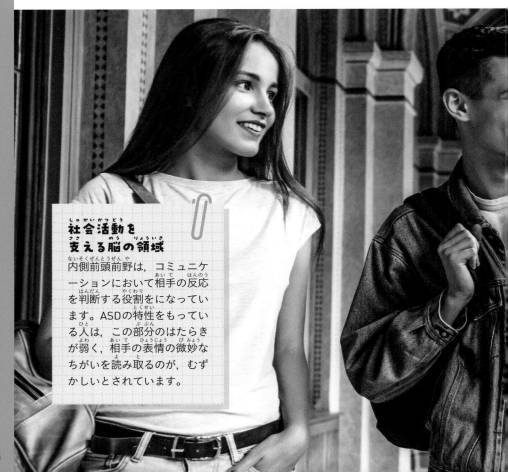

社会活動を支える脳の領域

内側前頭前野は，コミュニケーションにおいて相手の反応を判断する役割をになっています。ASDの特性をもっている人は，この部分のはたらきが弱く，相手の表情の微妙なちがいを読み取るのが，むずかしいとされています。

社会生活を行っていくうえでは，言葉や文字といった言語の情報だけでなく，目線や表情，声色などの非言語情報もあわせて，相手の意図を理解することが必要です。いわゆる「空気を読む」ということです。

空気を読むためには，脳の前頭葉にある内側前頭前野（前頭前野の内側面）がかかわっていることが，多くの研究によって明らかになりつつあります。

一般的にコミュニケーションは，話し手がある情報を伝えたときに，聞き手がその情報に一定の反応をす

ることでなりたちます。相手の反応がよければ，話し手はもっと話したいと考えます。このときに相手が「楽しそうだ」とか「つまらなそうだ」とかの反応を，総合的に判断しているのが内側前頭前野です。

ASDの人は，内側前頭前野の非言語情報を処理する領域のはたらきが弱いことがわかっています。そのため，言葉だけから相手の反応を判断しがちで，表情の微妙なちがいなどを読み取ることがむずかしいのです。

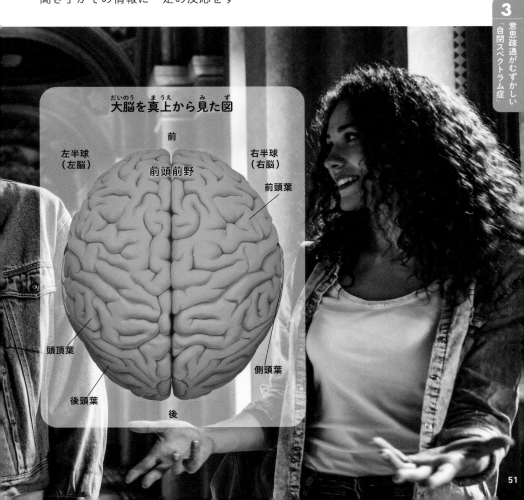

大脳を真上から見た図

前

左半球
（左脳）

右半球
（右脳）

前頭前野

前頭葉

頭頂葉

側頭葉

後頭葉

後

学生と社会人とでは，評価が真逆になることも

ASDは，知能の発達程度によって症状がある程度かくれてしまうこともあるので，子供のころには目立たないこともあります。とくにIQが100をこえるなど知能が高い場合には，学校生活への適応にあまり問題がおきないことがあります。ところが社会人になると，学生時代と大きくちがう点が出てきます。

学生生活では，決められたことを守り，それを覚えて再現することができれば，優秀な学生として高い評価を受ける場合があります。しかし社会人になると，みずから問題点や課題をみつけて，年齢や生活背景のことなる他人と協力しながら解決していくことが求められます。

そこで，<u>空気が読めないなどの自分の特性が強く出てしまい，周囲とのコミュニケーション不足を指摘され，つまずいてしまうことがあるのです。</u>

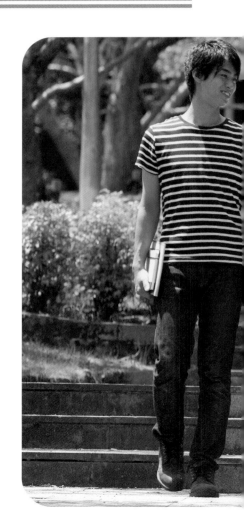

本人や周囲の努力で表面化しにくい場合も

社会人になっても相性の合う相手と仕事をすれば症状が目立たないことがありますが，相性の合わない相手といっしょに仕事をすると症状が強く出ることもあります。

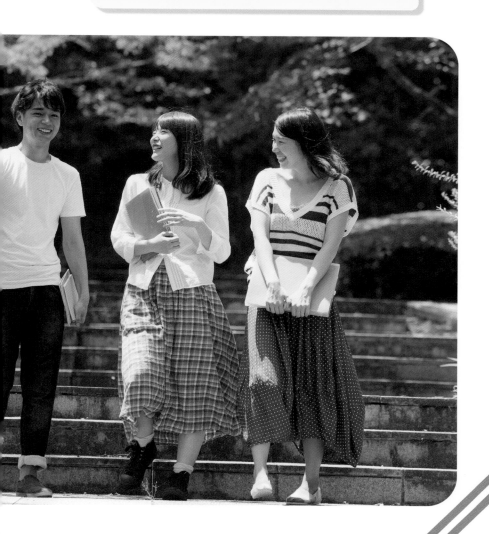

子供のころに
ごっこ遊びが
できないことがある

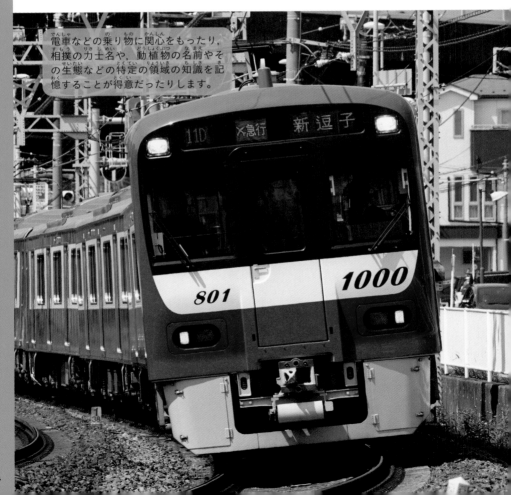

電車などの乗り物に関心をもったり，相撲の力士名や，動植物の名前やその生態などの特定の領域の知識を記憶することが得意だったりします。

11D ✕急行 新逗子

801 1000

幼少期からみられるASDの特徴としては，**視線を合わせることができないことや，身ぶり，顔の表情，体の向き，会話の抑揚の有無などにちがいがある**，といったことがあげられます。このために，一人遊びが多かったり，ほかの子供たちとまじわれないこともしばしばです。こうした行動は，思春期から青年期までもちこしていきます。

また，電車などの乗り物に関心を寄せて，駅名を覚えたり，車両名の詳細まで記憶したりします。相撲の力士名や植物・動物の名前やその生態などを覚えることが得意だったりします。

そして，**ASDの子供は一人の世界にいるために，いわゆる「ごっこ遊び」が苦手です**。ごっこ遊びには想像力が必要です。そこにないテーブルやいすがあり，その上にお皿がのっている，砂や小石を食べ物にみたてる，それを食べておいしいと口に出すというのが「ままごと」遊びですが，それができません。

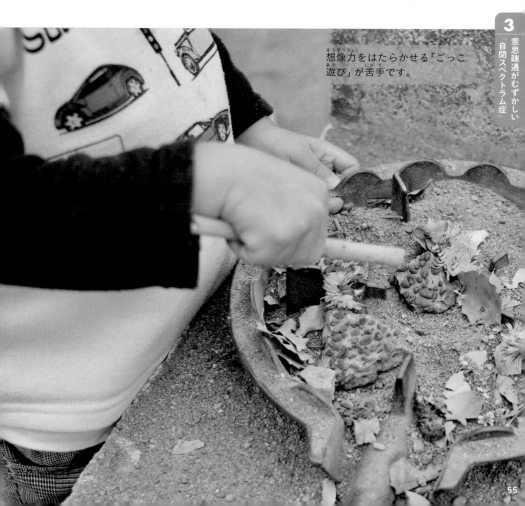

想像力をはたらかせる「ごっこ遊び」が苦手です。

同じ動作を
くりかえす，
とはどういうものか

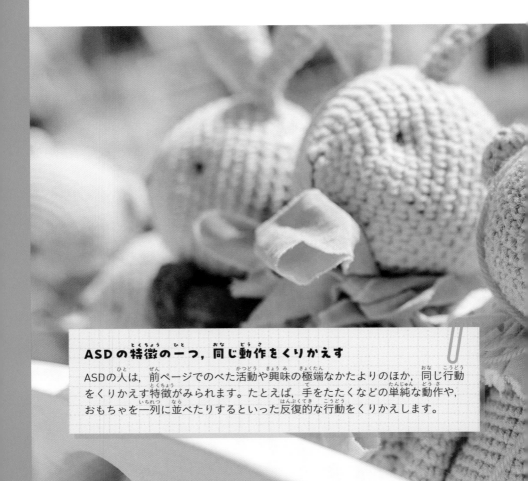

ASDの特徴の一つ，同じ動作をくりかえす

ASDの人は，前ページでのべた活動や興味の極端なかたよりのほか，同じ行動をくりかえす特徴がみられます。たとえば，手をたたくなどの単純な動作や，おもちゃを一列に並べたりするといった反復的な行動をくりかえします。

日常的な行動の特徴としては，単純な動作をくりかえす，手をたたく，指をはじくといったものがあります。また，コインをまわす，鉛筆をまわす，おもちゃを一列に並べるといった反復的な行動もみられます。

一つの言葉を場面に関係なく，くりかえすこともあります。たとえば，自分のことを「あなた」といって，会話の途中でくりかえし入れます。また，「なぜなの？」と聞くと，「なぜなの？」と答えるようなオウムがえしをすることもあります。

そして，**同じであることや，習慣に対して強く固執する傾向があります**。たとえば，好きな物の位置が変わると不機嫌になるなど，小さな変化に対しての不機嫌さがみられるのです。また，**一つの行動を儀式化しており，手順がつねに決まっています**。それが妨害されたり，中断されたりすると，最初から儀式的行動をやり直すのです。

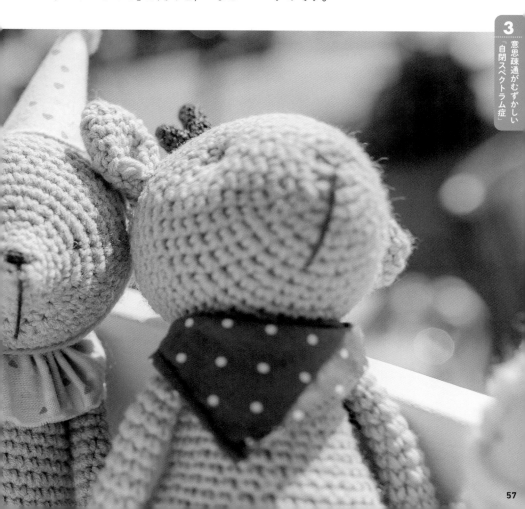

においや音，光にとても敏感になる

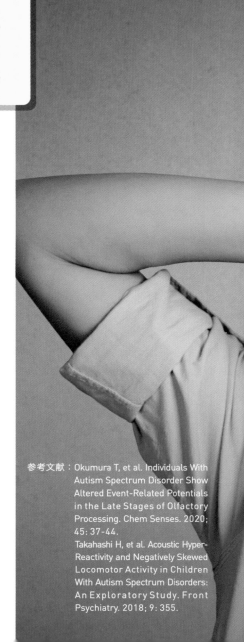

ASDの人は，視覚や聴覚，嗅覚，触覚，味覚などが，敏感なことがあります。

聴覚が敏感な人の中には，本人を取り巻く周囲の音がすべて耳に入ってくるため，会話中に相手の声が聞き取りづらいという人もいます。また，聴覚過敏の子供では，その症状が大きいほど，おきているときに過活動をすることが多いという調査結果もあります。

普通の人の脳とASDの人の脳とで，においをかいだときの脳の活動がどのようにことなるのか，脳波を測定した研究があります。研究では，最初ににおいをかいだときの脳の活動に，ちがいは認められませんでした。ところが，そのにおいの記憶にどのような意味があるのかを判断する過程では，ちがいがあらわれました。ASDの人の脳では，後頭葉の一部や帯状皮質の一部などの，嗅覚以外の感覚刺激を処理する脳の領域が活動していたことがわかったのです。

参考文献：Okumura T, et al. Individuals With Autism Spectrum Disorder Show Altered Event-Related Potentials in the Late Stages of Olfactory Processing. Chem Senses. 2020; 45: 37-44.
Takahashi H, et al. Acoustic Hyper-Reactivity and Negatively Skewed Locomotor Activity in Children With Autism Spectrum Disorders: An Exploratory Study. Front Psychiatry. 2018; 9: 355.

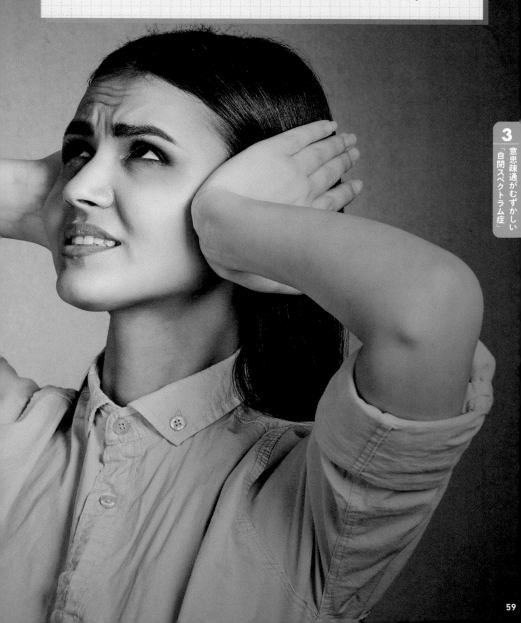

ASDの特徴の一つ，感覚が敏感になる

ASDの人は，特定の音やにおいなどに敏感で，好ききらいがはげしい傾向があります。気に入った手ざわりの食器をずっとさわっている，光っているものをじっとみつめる，好きなものなら何か月も同じものを食べる，といった行動がみられます。なお，人によっては逆に感覚が鈍麻する特徴がみられる場合もあるようです。

脳の協調や共感に かかわる部分に ちがいがある

ASDの症状は年齢とともに緩和されるということが経験的に知られています。これは，脳が年齢とともに発達し，特性も変化するという特徴があるからです。

普通の人の脳の体積は，生まれてから徐々にふえていき，思春期にピークをむかえ，その後ゆるやかに減っていきます。これに対して，ASDの人の脳の体積は，生後1〜2年の間に急激に増加して，その後，ゆるやかに一般の子供と同じ体積に近づき，最終的にほとんど同じになります。

ところが，ASDの人の脳では，1〜2歳の時期の脳の発達過程のちがいによって，脳のある部分の体積が普通の人とくらべて大きかったり小さかったりということがおきます。

たとえば，表情の認知にかかわる扁桃体や，顔の認知や視線処理などに関連する紡錘状回，対人コミュニケーションで情報処理の中心となる内側前頭前野，行動や運動の調整を行っている小脳などでちがいがみられるといいます。こうした脳の体積の特徴がコミュニケーション障害を引きおこしていると考えられているのです。

参考文献：Yamasue H, et al. Neuroanatomy in monozygotic twins with Asperger disorder discordant for comorbid depression. Neurology. 2005; 65: 491-492.
Redcay E and Courchesne E. When is the brain enlarged in autism? A meta-analysis of all brain size reports. Biol Psychiatry. 2005; 58: 1-9.
Yamasaki S, et al. Reduced gray matter volume of pars opercularis is associated with impaired social communication in high-functioning autism spectrum disorders. Biol Psychiatry. 2010; 68: 1141-1147.

対人コミュニケーションにかかわる脳の体積が少ない

MRIなどを用いた脳の活動を調べる画像研究によって，ASDの症状があらわれるしくみが次第にわかってきています。ある研究では，ASDの人の脳のうち，共感によって他者の感情を理解する扁桃体などの領域で体積の減少がみられました。

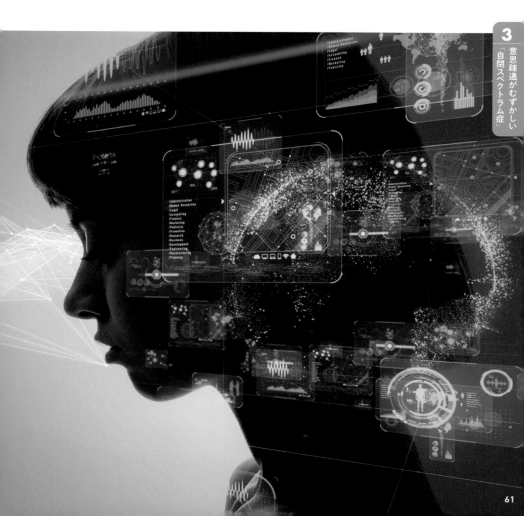

ASDには多くの遺伝子がかかわっている

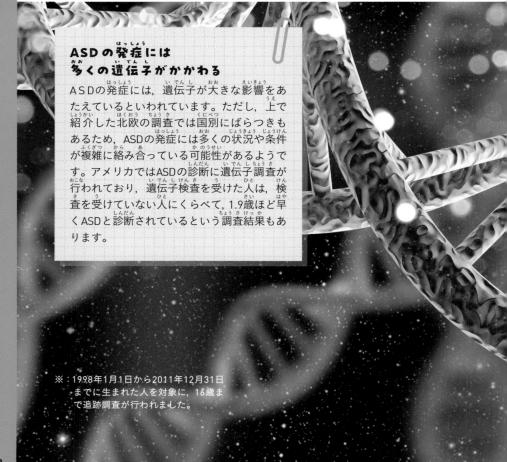

ASDの発症には多くの遺伝子がかかわる

ASDの発症には，遺伝子が大きな影響をあたえているといわれています。ただし，上で紹介した北欧の調査では国別にばらつきもあるため，ASDの発症には多くの状況や条件が複雑に絡み合っている可能性があるようです。アメリカではASDの診断に遺伝子調査が行われており，遺伝子検査を受けた人は，検査を受けていない人にくらべて，1.9歳ほど早くASDと診断されているという調査結果もあります。

※：1998年1月1日から2011年12月31日までに生まれた人を対象に，16歳まで追跡調査が行われました。

A SDが何が原因で発症するのかはわかっていませんが，ASDには遺伝子がかかわっていることがわかっています。

　北欧などの一部の国や地域の出生児200万1631人を対象としたASDの調査※では，遺伝的要因がかかわる確率は約80％という結果が得られました。

　一方，アメリカの医療機関が2020年に行った，3万人以上のASDの人とその家族を対象とした調査による

と，ASD発症にかかわる遺伝子は102個にもおよぶということがわかっています。

　この研究では，ASDの発症にかかわる遺伝子が脳の発達の初期段階から活性化するということや，ほかの遺伝子の活性をうながしたり，脳の神経細胞の情報伝達にもかかわったりしていることが認められました。ASDの特性がさまざまなのも，多くの遺伝子が複雑に脳に作用しているからなのかもしれません。

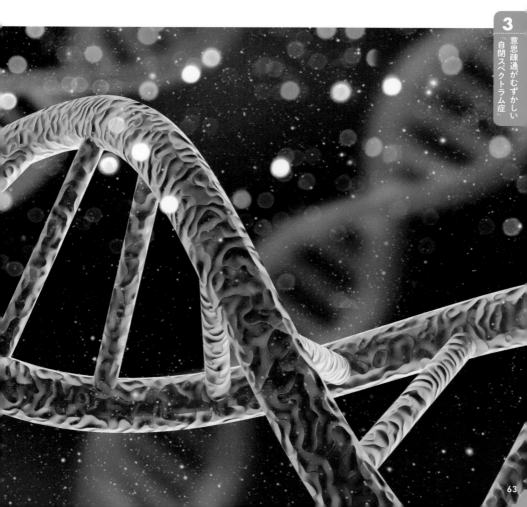

ASDは女の子よりも男の子のほうに多い

遺伝子によるちがいも影響か

女の子は遺伝子にX染色体を2本もちますが，男の子はX染色体とY染色体を1本ずつもちます。X染色体にASDを発症する異常があった場合，女の子であればもう1本のX染色体が"安全装置"としてはたらくため，性別で有病率の差が出るのではないかとも考えられています。

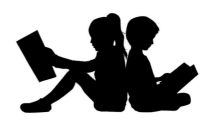

2013〜2016年の1年ごとおよび4年間のASD有病率と累積発生率

		2013年	2014年	2015年	2016年	合計
ASD診断確定数		22	20	25	20	87
地域で生まれたASD児数		13	16	20	18	67
地域の全5歳児数		1310	1261	1221	1224	5016
スクリーニング回答数		954	965	1004	1031	3954
地域で生まれた5歳児数		1359	1258	1303	1192	5112
粗有病率(%) (95%信頼区間:CI)	男児	2.04(0.98-3.10)	2.03(0.94-3.13)	3.00(1.64-4.36)	2.82(1.42-4.23)	2.35(1.76-2.94)
	女児	1.28(0.40-2.16)	1.13(0.30-1.95)	1.13(0.30-1.96)	0.83(0.11-1.56)	1.09(0.68-1.51)
	計	1.68(0.98-2.38)	1.59(0.90-2.28)	2.05(1.25-2.84)	1.63(0.92-2.34)	1.73(1.37-2.10)
調整有病率(%) (95%CI)	男児	-	-	-	-	4.06(3.20-4.92)
	女児	-	-	-	-	2.22(1.57-2.88)
	計	-	-	-	-	3.22(2.66-3.76)
5年累積発生率(%) (95%CI)	男児	1.14(0.35-1.92)	1.39(0.49-2.29)	2.19(1.06-3.33)	2.16(1.00-3.32)	1.70(1.20-2.19)
	女児	0.76(0.10-1.43)	1.15(0.30-1.99)	0.90(0.18-1.62)	0.85(0.11-1.59)	0.91(0.54-1.28)
	計	0.96(0.44-1.47)	1.27(0.65-1.89)	1.53(0.87-2.20)	1.51(0.82-2.20)	1.31(1.00-1.62)

ASD＝自閉スペクトラム症

粗有病率（%）＝（ASD診断確定数/地域の全5歳児数）×100

5年累積発生率（%）＝（地域で生まれたASD児数/地域で生まれた5歳児数）×100

Saito M, et al. Prevalence and cumulative incidence of autism spectrum disorders and the patterns of co-occurring neurodevelopmental disorders in a total population sample of 5-year-old children. Mol Autism. 2020; 11: 35. 表改変

ASDは男の子に多く，その数は女の子の2～9倍といわれます。しかし，女の子は男の子にくらべて言語能力が高かったり，こだわりが軽度であったりするために，幼児期にASDの特徴が目立たないだけだとする研究結果もあります。

下のデータは，14ページで紹介した弘前大学による調査結果をまとめたものです。男の子と女の子でASDの粗有病率（その地域で診断された人÷地域に住んでいる人）をくらべてみると，男の子が2.35％に対して，女の子は1.09％という結果になりました。また，統計学的に推論した調整有病率をくらべると，男の子が4.06％に対して，女の子は2.22％という結果になりました。この調査では，男女比を1.83：1と推定しており，**男の子の有病率は，女の子の約2倍ということになりました。**

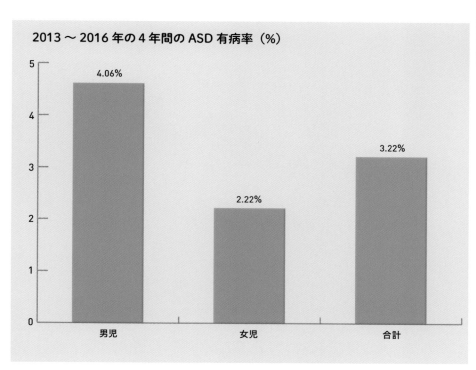

2013～2016年の4年間のASD有病率（%）

- 男児: 4.06%
- 女児: 2.22%
- 合計: 3.22%

学校現場で
とられている
支援策

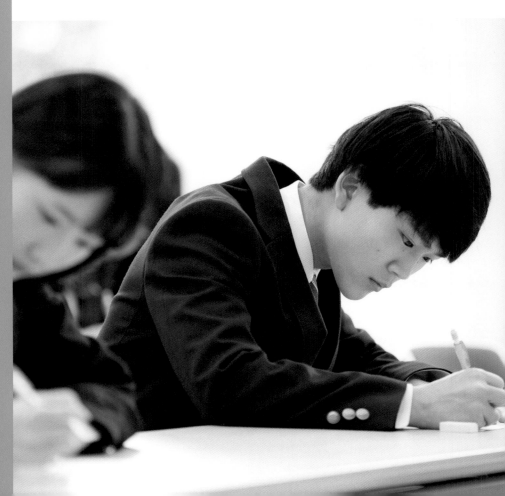

ASDの子供たちは，周囲の雑音が苦手で，テストに集中することができないという特徴があります。

また，ADHDの子供たちは，問題の正解はわかっても，マークシートの適切な位置を塗りつぶす作業になると，極端にまちがえてしまいがちです。そして，普通の人にくらべて何度も確認する作業がふえてしまうので，問題を解くのに時間がかかります。

大学入試センターの共通テストにおいては，発達障害者支援法にもとづき，配慮が必要と判断された生徒に対しては，**試験時間の延長，チェック解答，別室の設置，試験室入り口までのつきそい者の同伴などの特別措置**がとられています。

大学合格後も，入学から授業開始までの履修登録，授業などの学習支援，学生生活支援，就職支援，災害時の支援など，手厚い支援が行われています。

教育現場でのさまざまな配慮

発達障害のある人がふだんの実力を発揮できるよう，受験会場ではさまざまな対策がとられています。具体的な支援策については，各地方自治体の発達障害者支援センターで相談することができます。

ASDの特効薬はまだ存在しない

2023年8月現在，残念ながらASDを治すための特効薬は存在していません。しかし，ASDの治療薬の開発は今も進められています。

ASDの治療薬のかぎをにぎるのが「オキシトシン」というホルモンです。このホルモンは，分娩のときに子宮を収縮させる作用や母乳を出す作用といった，出産や育児にかかわることが以前から知られていました。

男女問わず，脳内にはこのオキシトシンの受容体があり，このホルモンが社会的なコミュニケーションに関する脳の部位を活性化させるという研究結果も報告されています。実際に，ASDの症状をもっている人にオキシトシンの点鼻スプレーを投与したところ，**表情を読み取る行動がふえるなどの効果があり，内側前頭前野の活動が回復したという報告もあります。また，反復的な行動傾向に改善がみられたという結果もあります。**世界初のASD治療薬ができる日は遠くないかもしれません。

実用化に向けてASDの薬が開発されている

オキシトシンは出産や育児にかかわる作用が以前から知られていましたが，近年では社会活動や協調行動などに大きくかかわっていることがわかっています。ASDの症状をもっている人にオキシトシンを投与したところ，反復行動が減少したり，相手の視線を見て真意を判断しようとしたり，コミュニケーションの際に表情が豊かになったりするなどの結果が得られています。

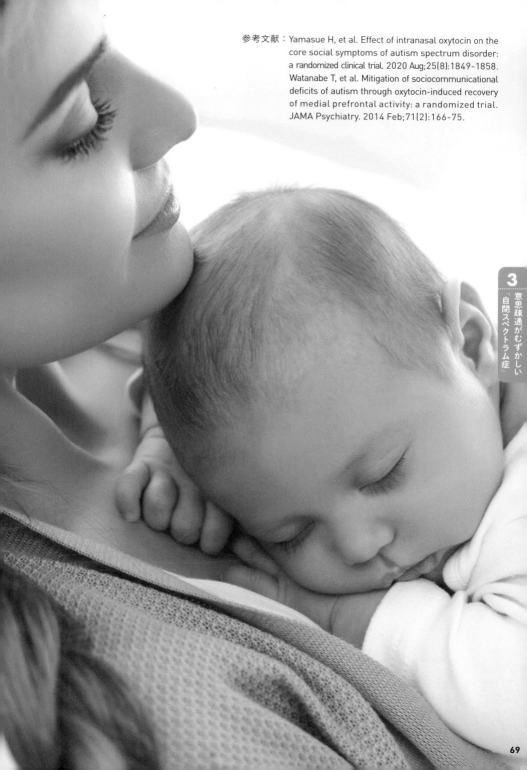

参考文献：Yamasue H, et al. Effect of intranasal oxytocin on the core social symptoms of autism spectrum disorder: a randomized clinical trial. 2020 Aug;25(8):1849-1858. Watanabe T, et al. Mitigation of sociocommunicational deficits of autism through oxytocin-induced recovery of medial prefrontal activity: a randomized trial. JAMA Psychiatry. 2014 Feb;71(2):166-75.

3

意思疎通がむずかしい
「自閉スペクトラム症」

飛びぬけた才能をもつ発達障害の人もいる

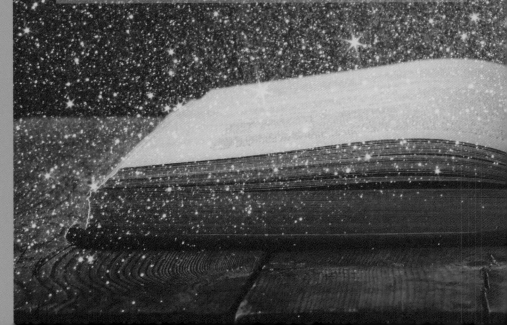

デザイナーや作家で活躍する人もいる

デザイナー，作家，プログラマーなど，発達障害があっても活躍できる職業はたくさんあります。飛びぬけた集中力や，独特な視点・発想によって，自然科学の分野で名を残す人もいます。中には，「文字に色を感じる」「音に色を感じる」など，特殊な共感覚（シネステジア）をもつ人もいるようです。

発達障害の人たちは，時としてたぐいまれなる能力を発揮することもあります。最もよく知られているのは，ASDの10〜100人に一人程度が該当するとされる「サヴァン症候群」です。

これは発達障害や知的障害のある人のうち，驚異的な記憶力や計算能力，芸術的才能をもつ人のことをさします。

なぜこのような能力を発揮するのかはまだくわしくわかっていませんが，ASDの人は総合的な情報処理能力が低くなってしまうので，その代償として，特定の能力に限定して情報処理能力が非常に高くなるのではないかという仮説があります。

『人魚姫』などの童話の作者であるハンス・クリスチャン・アンデルセン（1805〜1875）や，『不思議の国のアリス』などの作者であるルイス・キャロル（1832〜1898）などは，診断はされていないものの，その行動特性から発達障害だったのではと考えられています。

サヴァン症候群の能力の例

記憶力	電話帳におさめられた名前や住所をすべて記憶する
音楽的才能	絶対音感をもつ／一度聞いただけの曲を完璧に演奏する
計算能力	任意の日付について，その曜日を瞬時に答える（カレンダー計算能力）
知覚，運動，芸術	過去に見た情景を正確に記憶し，絵として再現する（直観像記憶）／母国語でない言語の会話を正確に再現する
時間や空間的認知に関する能力	時計を見ずに正確な時間を答える／道具を使わずに正確な距離を答える

『発達障害』，岩波明著，文春新書より一部抜粋

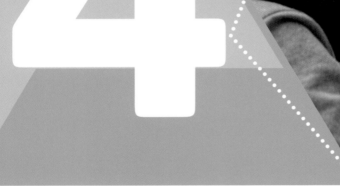

4

読む・書く・計算が苦手な「学習障害」

学習障害（LD）は，知能の遅れはないものの，「読む」「書く」「計算する」などの学習が苦手な特性をもつ発達障害です。LD は本人の勉強不足，という誤解も少なくありません。この章では，LD についてくわしくみていきましょう。

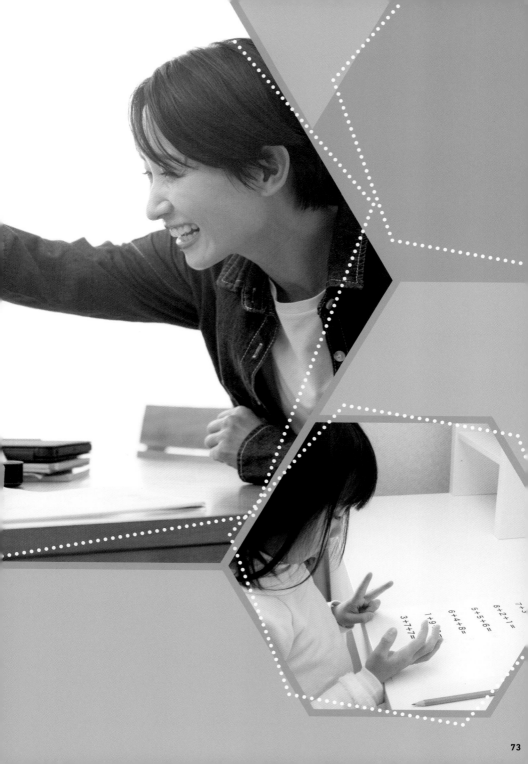

学習障害（LD）
の三つの特徴とは

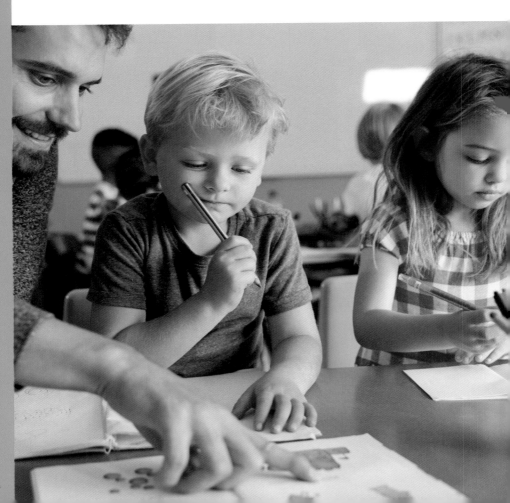

学習障害（LD）は，「読む」「書く」「聞く」「話す」「推論する」「計算する」などの基本的な学習のうち，一部の習得がうまくいかないという特徴があります。そしてどのような学習が苦手かによって，LDは主に三つのタイプに分けられます。文字を読むことが苦手な「読字障害」，文字を書くことが苦手な「書字障害」，計算することが苦手な「算数障害」です。

LDがどのようなしくみで発症するのかは，まだわかっていません。脳の発達のしかたが普通の人と少しことなることで，得意なことと不得意なことにかたよりが生じ，その不得意なことがLDとなってあらわれると考えられています。

LDの子供は，幼児のときは日常生活にそれほど支障がなくても，小学校に入学すると，読んだり書いたり計算したりという学習が苦手なために，授業についていくのがむずかしくなります。また，大人になっても職に苦労することが多くあります。

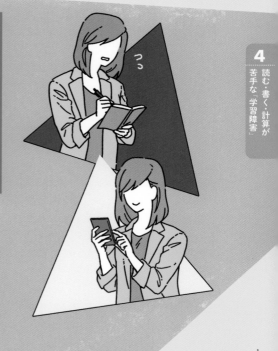

学習障害（LD）

知能の遅れがみられないにもかかわらず，読む，書く，聞く，話す，推論するなどの行為に関して，何らかの障害を示します。とくにADHDと関連が深く，両方の特性をもつ場合が多くみられます。なお，小学生の子供の少なくとも5％がLDであると推定されています。

大人のLDの症例

会議で大事なことを忘れないようにメモをとろうとしますが，書くことが苦手で，書くことに集中しようと気をとられて，かえって会議の内容がわからなくなってしまいます。あとで会議の内容を周囲の人に聞くため，「もっと要領よくメモをとればいいのに」といわれてしまいます。ボイスレコーダーを使うなどのくふうによって，苦手なことをうまくカバーすることができます。

LDの人は知能が低い，はあやまり

文部科学省が全国の小・中学校の教師を対象に行った2012年の調査によると，知的発達には遅れがないものの，学習面でいちじるしい困難を示すとされた児童・生徒の割合は，4.5％でした。当時の小・中学生の約1000万人中，45万人ほどが学習に苦労していることになります。また，男の子のほうが女の子よりも約2倍多い傾向にあるようです。

LDの原因は，けっして本人の勉強不足や努力不足ではありません。また，知的能力に障害がある「知的障害（IQ69以下）」や「境界知能（IQ70〜84程度）」とは区別されるものです。知能を構成するそれぞれの認知能力にアンバランスがあるためにおきると考えられているのです。

LDは早期に発見し，早いうちから支援に結びつけるのが重要とされます。各自治体では特別支援員を配置するなどして，学級担任と連携したサポートが行われています。

成長段階とLDの症状

LDは早期発見が重要ですが，幼児期は発達の個人差が大きいので，すぐに決めつけるのはよくありません。LDの多くの例が，小学校入学後に診断されています。中・高校生になると多くの例で，全般的な学習の困難さが目立つようになりますが，よく観察するとできることとできないことが分かれていることがわかります。

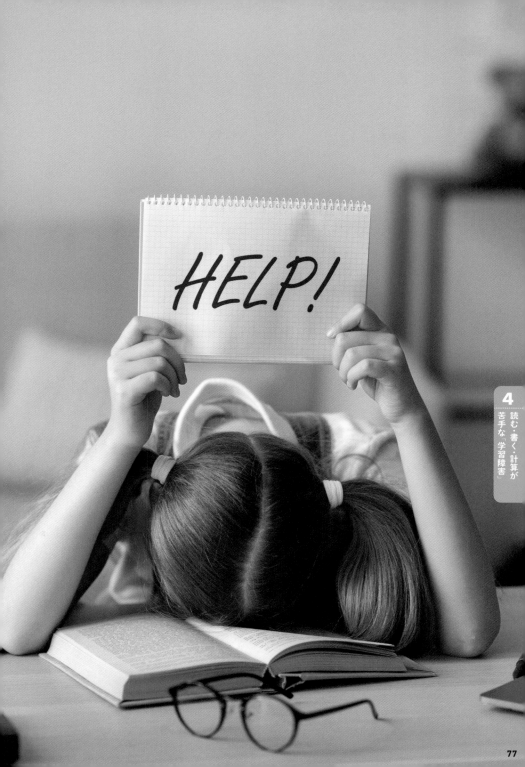

LDとADHD
には,密接な
関係がある

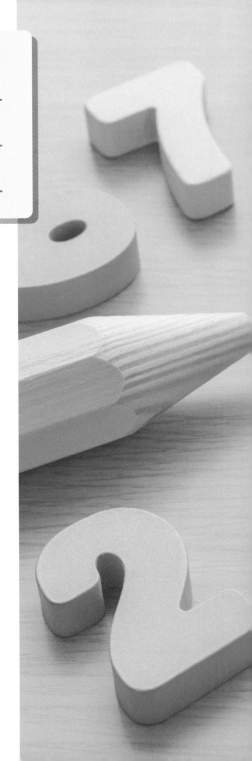

　LDと注意欠如多動症(ADHD)は,ともに児童期に症状があらわれるという点で共通しています。このため **LDとADHDは,密接な関係にあります。**

　まずLDとADHDは,症状が似ている部分があるため, **LDなのかADHDなのか診断がむずかしいことがあります。** また,LDとADHDの両方をあわせもつこともあります。ADHDによる不注意の症状があれば,学習でも不注意によるまちがいが多くなり,読み書きや計算の力が低下します。

　前ページで紹介した2012年の文科省調査における,LDの可能性のある小・中学生の割合は4.5％,ADHDの可能性のある小・中学生の割合は3.1％,自閉スペクトラム症(ASD)の可能性のある小・中学生の割合は1.1％でした。そして右のグラフで示したように,LDとADHDなど複数の特性をあわせもつ場合もみられました。

LD, ADHD, ASD の関連

小・中学校の通常学級で，発達障害の傾向にある子供の割合を示しました。LDの可能性のある小・中学生（4.5％）のうち，約3人に一人が，ADHDの特性をあわせもつ可能性があることがわかりました（1.5％）。

LD とその他の発達障害

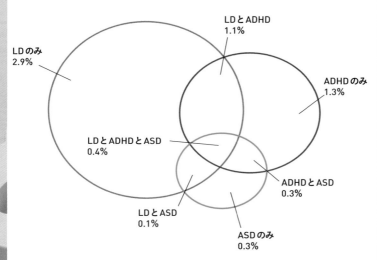

LDのみ
2.9%

LDとADHD
1.1%

ADHDのみ
1.3%

LDとADHDとASD
0.4%

ADHDとASD
0.3%

LDとASD
0.1%

ASDのみ
0.3%

小・中学校の通常学級で，発達障害の傾向にある子供の割合を示しました。ここでは学習面にいちじるしい困難を示す子供をLD（学習障害），不注意または多動性・衝動性の問題をいちじるしく示す子供をADHD（注意欠如多動症），対人関係やこだわりなどの問題をいちじるしく示す子供をASD（自閉スペクトラム症）としました。

（出典：文部科学省．通常の学級に在籍する発達障害の可能性のある特別な教育的支援を必要とする児童生徒に関する調査, 2012.）

LDで最も多いのは「読字障害」

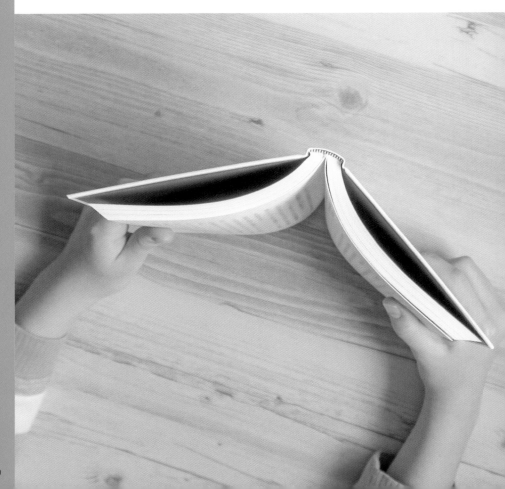

LDのうち，最も多くみられるのは，読字障害（ディスレクシア）です。読字障害の子供には，「形の似た『わ』と『ね』，『シ』と『ツ』などを読みまちがえる」，「読んでいるところを確認するように指でおさえながら読む」，「文章を読んでいる途中でどこを読んでいたかわからなくなる」，「読み飛ばしたり文末を適当に変えて読んだりする」，「読むのに時間がかかる」といった特徴がみられます。

読字障害への支援としては，まず，書かれている文字に対応する音が何であるのかを理解させます。次に，文字から単語，単語から文節などへと，理解できる範囲を広げていきます。特別支援を必要としない程度の改善がみられるようになる年齢は，人によってさまざまです。

読字障害

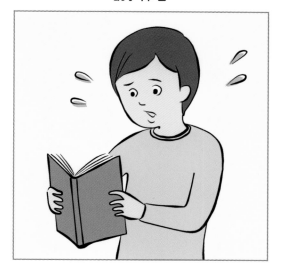

読むことが苦手な読字障害

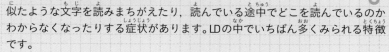

似たような文字を読みまちがえたり，読んでいる途中でどこを読んでいるのかわからなくなったりする症状があります。LDの中でいちばん多くみられる特徴です。

文字が正しく書けない「書字障害」

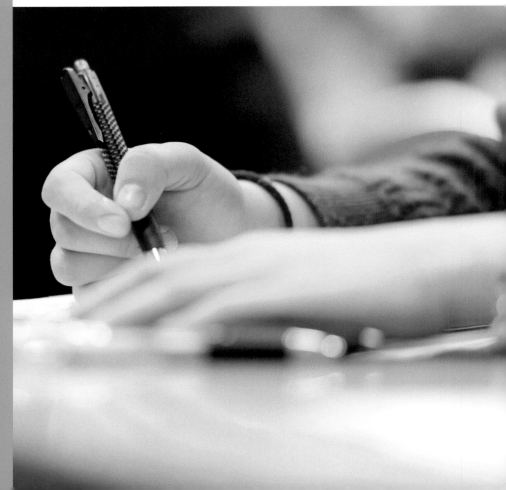

言葉に関するもう一つの障害が，書字障害（ディスグラフィア）です。書字障害の子供には，「文字が正しく書けない」，「文字を書き写せない」といったことがみられます。具体的には，「『は』を『わ』，『を』を『お』と書きまちがえる」，「『め』と『ぬ』，『雪』と『雷』のように形の似ている文字の書き分けをまちがえる」，「左右が反転した鏡文字を書いてしまう」，「筆順のまちがいが多い」，「文字の形や大きさがバラバラになったりマス目からはみでたりする」といったものがあります。下の文字は，実際に書字障害をもつ子供が書いた文字です。部分は合っていますが，全体の配置がうまくいっていないことがわかります。

書字障害には，文字や文章を書く練習，文法の学習といった特別支援が必要です。

書字障害

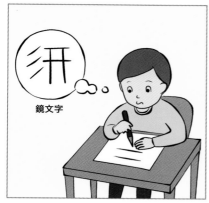

鏡文字

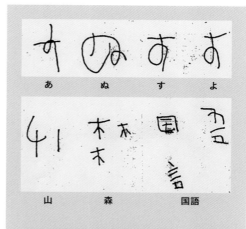

あ　ぬ　す　よ

山　森　　国語

上が継次処理，下が同時処理のタイプの子供（8歳）の書字※。部分は合っていますが，全体の配置がうまくいっていません。
（出典：大石敬子「小児の読み書き障害と算数障害の発達神経心理学的研究：学習障害症例をとおして」筑波大学博士学位論文，1989）

※：継次処理，同時処理は92ページ参照

書くことが苦手な書字障害

同じ音の文字をまちがえたり，左右が反転した鏡文字を書いてしまったりするのが特徴です。

読みが苦手な人は，書きも苦手なことが多い

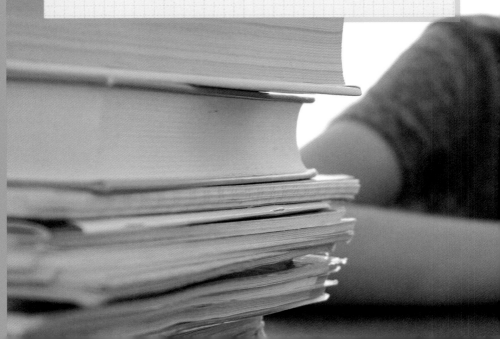

読みが苦手な人は，書きも苦手なことが多い

読み書きの障害の主な原因は，「音韻認識」の能力の低さです。音韻認識とは，音の構造を認識することです。ただし，読み書きの障害があっても，頭の中では言葉とその意味はつながっており，「言葉」の理解ができないわけではありません。

読むことが困難だと書くことも困難になることが多く，両者が併存した「読み書き障害」がおきる例も少なくありません。読み書き障害で顕著なのは，「音韻認識」の弱さです。音韻認識とは「文字や熟語の意味をはなれて，音の構造に注目できる」認識能をさします。音韻認識が弱いと，まず，ひらがなの読み書きにつまずき，さらに「れいぞうこ」と「でーぞーこ」といったような，似た音の区別ができなくなります。また，「単語や文章（文字）を見たときに，それが頭の中で正しい音に変換されずに正しい読み方がわからず，憶測で読もうとしたり，記憶をたどって読もうとする」，「聞いた単語や文章（音）が頭の中で文字列に正しく変換されないために，書きまちがえる」といったこともおきたりします。

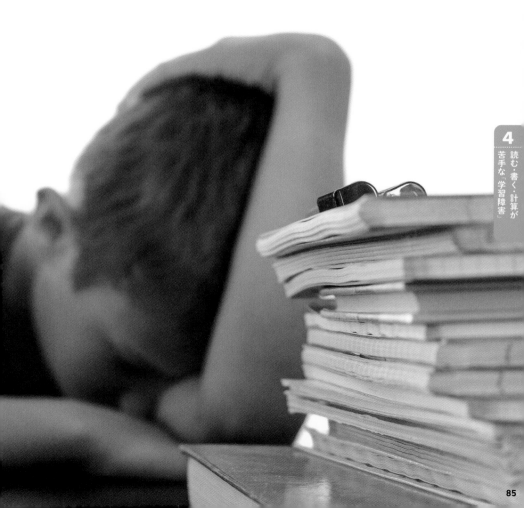

算数障害は四つの能力で判断する

算数障害は，「数処理」「数概念」「計算」「数的推論」の，四つの能力をもとに判断されます。

一つ目の数処理の能力は，数詞（数の言葉），数字，具体物の対応関係を理解できるかどうかです。たとえば，4の読み方は「よん」で，これを数詞といいます。書き方は「4」で，これが数字です。数処理には，この数詞（よん）と数字（4）と具体的にある物（リンゴ4個など）の三者を結びつける必要があります。これができないと，数字は書けるものの正しく読めなかったり，「リンゴを4個もってきて」といわれたときに正しい数だけ取れなかったりといったことがおきます。

二つ目の数概念の能力は，数の量的な概念と数の順序を理解できるかどうかです。数の量的な概念がわからないと，「数の大小関係」が理解できません。また，数の順序がわからないと，「自分が列の何番目にいるかを答えられない」といったことがおきます。

算数の障害を判断する四つの能力

算数障害は，数処理，数概念，計算，数的推論の四つの能力で考えるとわかりやすいです。算数障害には単なるケアレスミスとはちがい，いつも同じような傾向のミスがみられます。

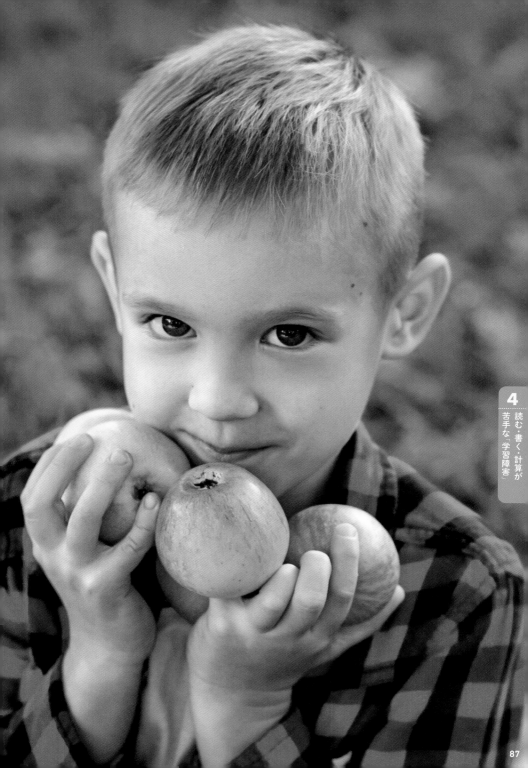

算数障害の中でも能力にかたよりがある

三つ目の計算の能力は,暗算と筆算に分けて考えます。暗算では「和が20までの数のたし算・ひき算,九九の範囲のかけ算・わり算を指を使ったりせずに,即座に答えることができるか」が,筆算では「くり上がり・くり下りなどの計算の手つづきができるか」,「数字を空間的にきちんと配置できるか」といったことがポイントになります。

四つ目の数的推論の能力は,文章題を解くなど,具体的な場面などで数の操作ができることをいいます。設問の文章を読んで具体的な場面を思い浮かべ,式を立てて計算し,正しい答えを出せるかが問われます。

この四つの能力すべてに障害があるかどうかではなく,部分的に数や計算や推論ができない場合に,算数障害と判断されます。

学校などでよくみられるのは,「数の量感はわかっても,計算の手つづきが混乱してしまう」という場合です。200と500のどちらが大きいかはわかるものの,「右辺を左辺に移動し,マイナスの解を得る」といったように,計算の手つづきが複雑になったときに途中で手順をまちがえてしまいます。

また,逆に「計算は手つづきとしてできるが,数字が示す量感がわからない」パターンもよくみられます。たとえば,0,10,20の目盛りがあったときに,「目盛りがない10と20の真ん中は15をあらわす」ということが理解できず,「10の次なので11」などと答えてしまいます。

算数障害は,就学前では数字の認識などについて,小学校低学年では計算の支援をするとよいといわれます。

四つの能力にはかたよりが出る場合が多い

算数障害でも四つの能力にはかたよりが出る場合が多くあります。たとえば,「数の順番はわかるが,量としての数がイメージできない」,「暗算はできるが,筆算はできない」というものです。

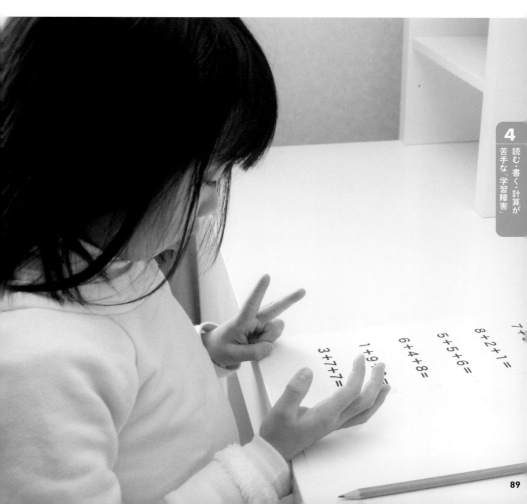

LDの原因は脳の情報ルートにある

　先にのべたように，LDは先天的な脳機能の問題であり，親の育て方や子供自身の努力不足が原因ではありません。

　「遺伝的要因がある」とされてはいるものの，原因となる特定の遺伝子がみつかっているわけではありません。「親がLDだから，その子供も必ずLDになる」といった単純なことでもありません。逆に，両親がLDでなくても，子供がLDを発症する可能性もあります。

　脳の情報伝達や情報処理の観点から，LDの特性がかなりくわしくわかっています。読字障害と書字障害を例に紹介しましょう。「読む」と「書く」とでは，脳内での情報伝達・処理ルートがことなります。読む場合，子供はまず文字を見てから音声にします。つまり，目から入力された視覚情報が脳内で音声情報へと変換され，そのあとに口から音声として出力される

のです（イラスト左）。

　一方，書く場合には，「文字を聞いて書く」，「文字を見て書き写す」，「作文などを書く」という三つのルートが存在します。「聞いて書く」では，耳から入力された聴覚情報が脳内で視覚情報へ変換され，その視覚情報がさらに運動情報へ変換されて運動（手で書く）として出力されます。「書き写す」では，目からの視覚情報が脳内で運動情報へ変換され，運動として出力されます。「作文などを書く」では，考えたこと（頭の中でつぶやいたり文字を思い浮かべたりしたもの）が，運動情報に変換され，やはり運動として出力されます（イラスト右）。

　LDの子供は，このような情報伝達と情報処理のルートのうち，脳内のどこかの過程で問題が発生し，その結果，特定の分野の学習が困難になると考えられています。

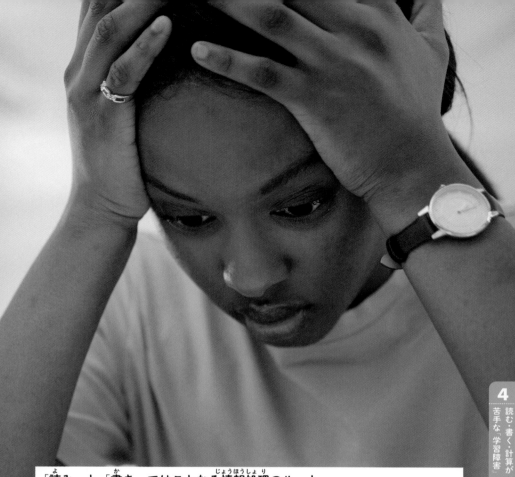

「読み」と「書き」ではことなる情報処理のルート

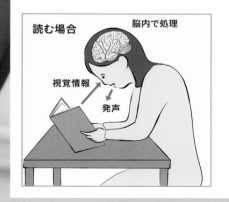

読む場合

脳内で処理

視覚情報

発声

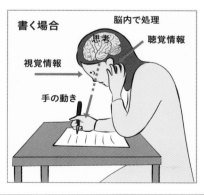

書く場合

脳内で処理

思考

聴覚情報

視覚情報

手の動き

LDの子供は、長所をほめてのばそう！

LDなどの発達障害の子供は、長所（得意）と短所（不得意）が極端にあらわれる傾向があります。**LDの子供には、できないことをくりかえし訓練する指導方法よりも、長所を使いながら短所をカバーする指導方法のほうが有効とされます。**

LDの子供には、「継次処理」が得意な子供と、「同時処理」が得意な子供がいます。継次処理は、一つずつ順を追って情報を処理することです。一方、同時処理は、複数の情報をその関連性に着目して全体的に処理することです。

継次処理が得意な子供には、「段階的な教え方」「順序性の重視」「部分から全体へ」などのアプローチが効果的です。同時処理が強い子供には、「全体をふまえた教え方」「関連性の重視」「全体から部分へ」などのアプローチが効果的です。子供の不得意なことに、得意な能力を使うことが重要なのです。

たくさん字を書く練習をさせたり、くりかえし計算練習をさせたりするのは逆効果です。子供はかえって自信をなくし、勉強嫌いになってしまいます。子供が楽しく興味をもって取り組めるようにくふうすることが大切です。そして、少しでもできるようになったことがあればほめて、努力を認めていけば、子供の自信と意欲の向上につながるでしょう。

算数では、生活の中で数を使った経験をすることも大事です。「アメを2個もらうより、5個もらうほうがうれしかった」「友だちはカブトムシを3匹つかまえたのに、僕は1匹しかつかまえられなくてくやしかった」など、喜びや悲しみなどの情動に結びつけて経験することが、数と量の感覚を育てるのに重要となります。

LDの子供は勉強が苦手ですが、まったくできないのではなく、「**ちがうやり方が必要**」なのです。重要なのは、**まわりの人がその子供の特性を正しく理解し、自分の特性をいかして、自信をもって生きていけるように支援することです。**

長所を使った教え方をすることが重要

LDの子供に，漢字や計算をくりかえすドリル形式の指導をするのは逆効果です。その子なりの学習のしかたに寄りそうことが重要です。そして，できたことはほめてあげると，自信をもって取り組むことができるようになります。

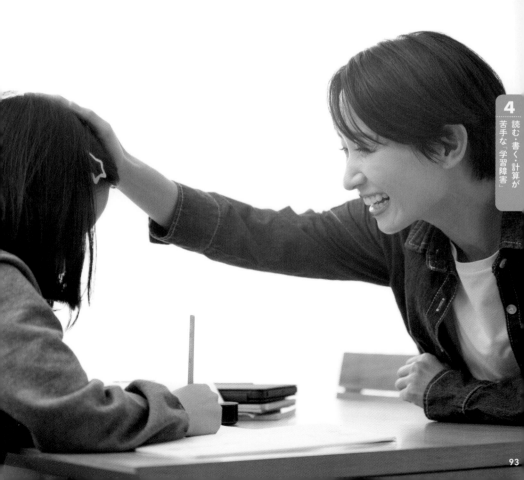

5

ESS

RESS

RESS

発達障害の人に
おこりやすい心の病

発達障害の特性をもっている人は，不安を感じることが多く，うつ病，不安症，依存症などの心の病を抱えていることが少なくありません。また発達障害の人は，ほかの発達障害の症状をあわせもつことも少なくないのです。

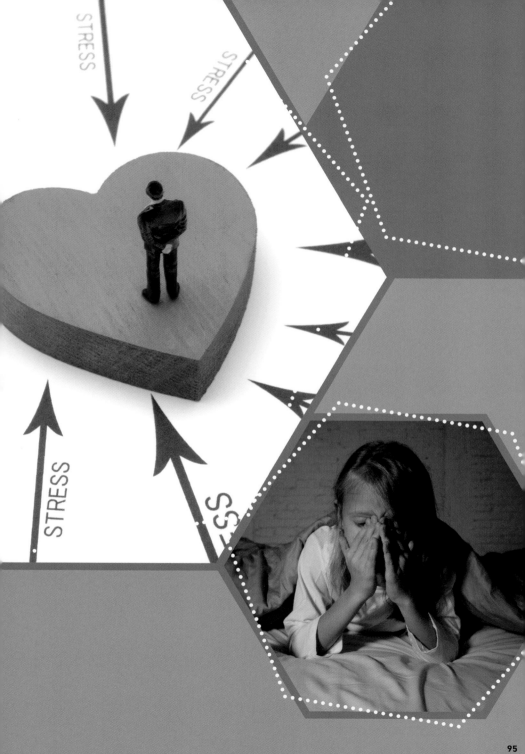

発達障害の人はほかの心の病を抱えることも

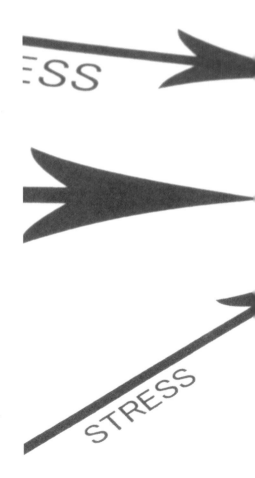

発達障害の人は，まわりの人と上手にコミュニケーションがとれているかを客観的に判断するのが苦手なため，発達障害に気がつかないまま大人になることも少なくありません。そのため，大人の発達障害は，うつ病や不安症，依存症などの合併症が発覚してから，その症状の根本的な原因を調べていく過程で発見されることがあります。**発達障害の症状をもちながら，ほかの心の病を抱えることを二次障害といいます。**

発達障害の症状をもっていると，集団生活になじめず社会的に孤立してしまったり，失敗をくりかえし，自信を失ったりします。孤立することで不安が強まり，ますます症状が悪化するという悪循環におちいってしまうことも少なくありません。このような悪循環がつづくことで，さまざまな二次障害が引きおこされると考えられています。**二次障害を防ぐためには，まず発達障害の特性をもった人たちが孤立するような状況をつくらないようにすることが大切です。**

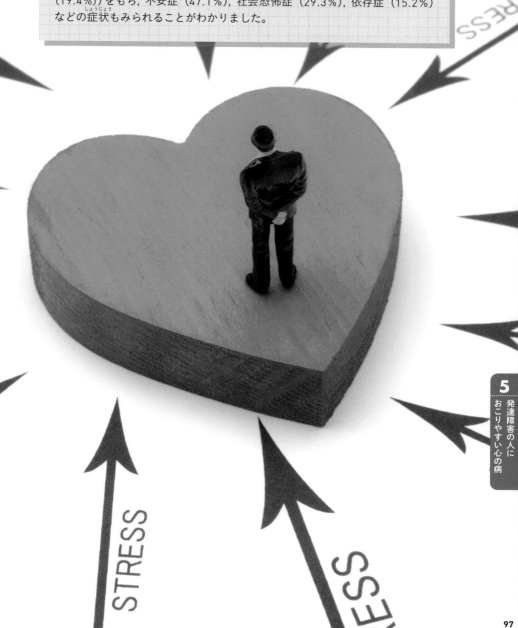

発達障害の人は二次障害を抱えやすい

　アメリカの成人を対象にした2006年の調査によると，ＡＤＨＤの症状がある人は，気分障害（大うつ病性障害〔18.6%〕，気分変調症〔12.8%〕，双極性障害〔19.4%〕）をもち，不安症（47.1%），社会恐怖症（29.3%），依存症（15.2%）などの症状もみられることがわかりました。

ほとんどのASDは合併症をともなっている

　自閉スペクトラム症（ASD）は，**症状の境目があいまいで，ほかの発達障害の症状もあわせもっている場合が少なくありません。**

　弘前大学の研究チームが行ったASDの合併症についての調査では，ASDの人の88.5％が，少なくとも一つのほかの発達障害を併発していることがわかっています。また，ASDの症状があらわれている子供の50.6％が，注意欠如多動症（ADHD）の症状をあわせもっていたそうです。ほかにも，ASDの人の63.2％に全身運動や手先の操作が苦手な症状がみられる発達性協調運動症（DCD），36.8％に知的発達症（ID），そして，20.7％に話す言葉や言葉の理解，形を認識する力に苦手な症状がみられる境界知能（BIF）をあわせもつと

いう結果が得られました。

　ASDの特徴は，会話でのやりとりや，他者の気持ちを推し量るのが苦手だったりすることで，人とのコミュニケーションがうまくできないことです。とくに，ASDの子供は集団生活を無理につづけようとして，対人関係でのストレスから不安症や依存症などの二次的な障害が発生しやすいとされています。

　不安症などの二次的な障害が生まれている場合には，できるだけ早期に医療機関での診断や支援機関などの支援を受ける必要があります。そのままにしていると，**ほかの発達障害の特性が強く出てしまい自傷行為を引きおこすなど，社会生活に影響が出てしまうおそれがあります。**

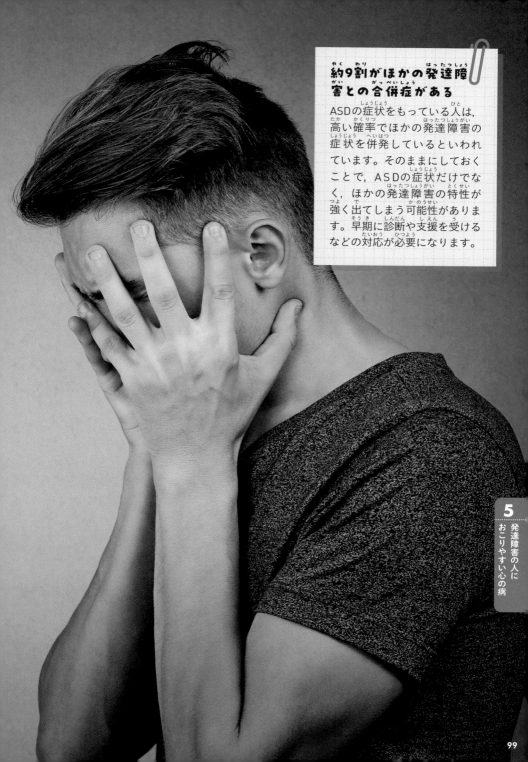

約9割がほかの発達障害との合併症がある

ASDの症状をもっている人は，高い確率でほかの発達障害の症状を併発しているといわれています。そのままにしておくことで，ASDの症状だけでなく，ほかの発達障害の特性が強く出てしまう可能性があります。早期に診断や支援を受けるなどの対応が必要になります。

発達障害の人はうつ病になることも多い

発達障害の人は，前ページでのべた不安などが原因となって，うつ病を発症する場合もあります。うつ病は，気分の落ちこみ，不安，意欲や関心の低下などのほかに，重症例の一部では，妄想をともなうこともあります。一方で，妄想などはみられない「新型うつ病（非定型うつ病）」とよばれるうつ病もふえています。新型うつ病は，仕事の場面ではうつ病の症状が目立ちますが，仕事以外の場面では比較的症状が目立た

ないため，サボっていると誤解されてしまうこともあります。ASDの人は，対人コミュニケーションの障害や社会への適応障害などにより仕事や職場環境に適応できず，うつ状態になりやすく，新型うつ病は，発達障害の二次障害と診断されるケースがふえています。とくにADHDの人は双極性障害を発症しやすいこともわかっています。双極性障害は，躁状態とうつ状態をくりかえす障害で，うつ病とはことなる疾患です。

新型うつ病とは

新型うつ病は，若い人を中心に広がっているとされるうつ病で，明確な医学的定義はありません。これまでのうつ病と症状が変わってきていることから「新型うつ病」という言葉がマスコミで使われるようになりました。

参考：厚生労働省
「専門家が事例と共に回答〜職場のメンタルヘルス対策Q&A〜」
Q3：いわゆる新型うつの理解と対策は？
https://kokoro.mhlw.go.jp/mental-health-pro-qa/mh-pro-qa003/

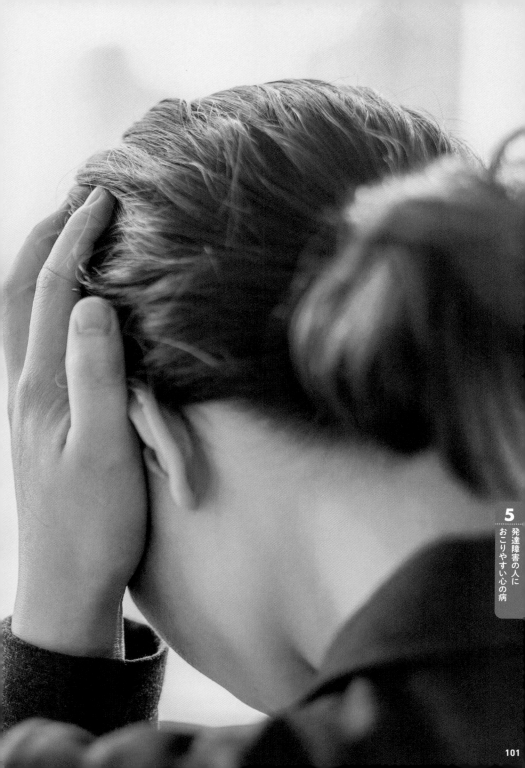

てんかんの症状をともなう場合がある

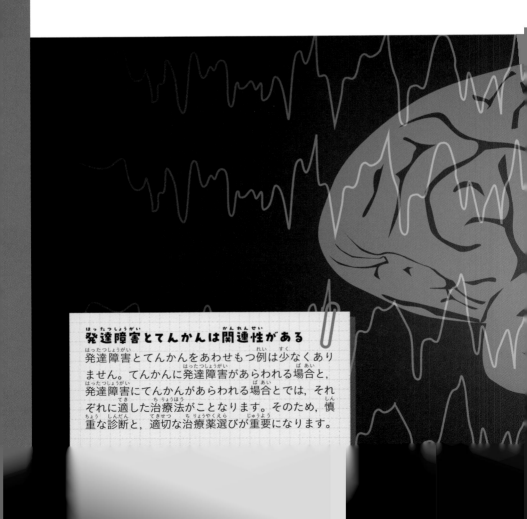

発達障害とてんかんは関連性がある

発達障害とてんかんをあわせもつ例は少なくありません。てんかんに発達障害があらわれる場合と、発達障害にてんかんがあらわれる場合とでは、それぞれに適した治療法がことなります。そのため、慎重な診断と、適切な治療薬選びが重要になります。

てんかんは，突発的な発作をくりかえす脳の病気で，年齢，性別などに関係なく発病します。てんかんの発作は，大脳の神経細胞（ニューロン）に突然はげしい電気的な興奮がおきることにより引きおこされます。発作時の症状は意識障害やけいれん，手足の突っ張りなどの運動機能の障害，光や音が聞こえる視覚や聴覚の異常など，人によってさまざまです。

18歳くらいまでの患者のてんかんを「小児てんかん」とよびます。**小児てんかん患者は発達障害との関連も深く，てんかん児の20％がASD，30％がADHDをあわせもっていると報告されています。**逆に，発達障害の人がてんかんをあわせもっている割合も高く，ASDの5〜38％※，ADHDの12〜17％にてんかんの併存が報告されています。てんかんの症状がストレスとなって，うつ病や不安症などの精神疾患を併発するケースもあります。

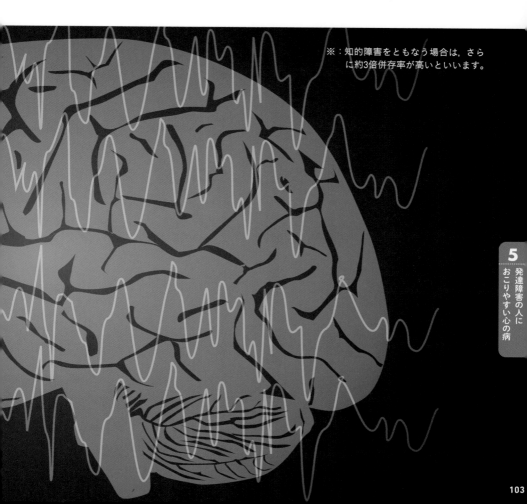

※：知的障害をともなう場合は，さらに約3倍併存率が高いといいます。

発達障害の人は睡眠障害も抱えやすい

睡眠障害とは，睡眠のメカニズムがストレスや不安，生活リズムの乱れなどの影響でくるってしまうことをいいます。具体的には，眠れない（不眠），眠くてしかたない（過眠），眠気と生活リズムが一致しない（概日リズム睡眠‐覚醒障害群），ねぼけ・夜尿・歯ぎしり・悪夢などが生じる（睡眠時随伴症群）といった症状があらわれます。

発達障害と診断された人には，子供のころから高い確率で睡眠の問題がおこるといわれています。定型発達児において睡眠障害がおこる割合は5～9％，10人に一人いるかいないか程度です。それに対し，ADHD児では2～4人に一人，ASD児では二人に一人以上が睡眠障害を抱えているという調査結果があります。親からの「子供が寝ない」「夜中におきてしまう」といった悩み相談をきっかけに，子供の発達障害がみつかるケースも少なくないといいます。

改善には，まず生活のリズムを整えることを基本とし，それと並行して高照度光治療器という明るい光を出す機械や，メラトニンとよばれるホルモンを用い，体内時計の同調をうながす治療などを行っていきます。

発達障害の人が睡眠障害をおこす理由

発達障害の人が睡眠障害で悩むケースは少なくありません。感覚過敏などの特性，概日リズム（サーカディアンリズム）とよばれる体内時計のシステムづくりの問題，服薬の影響，うつなどを含む発達障害の二次障害などが主な原因といわれています。

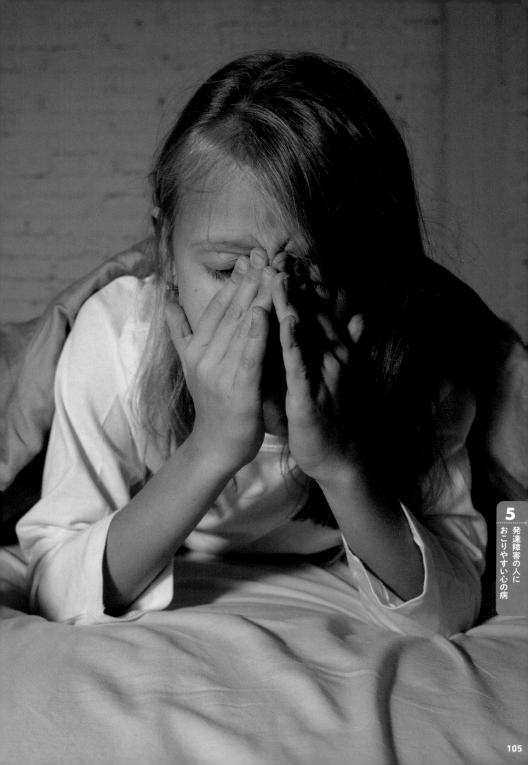

発達障害は
依存症リスク
も高い

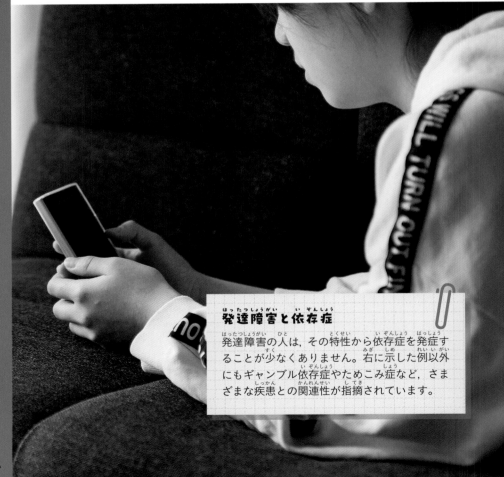

発達障害と依存症

発達障害の人は，その特性から依存症を発症することが少なくありません。右に示した例以外にもギャンブル依存症やためこみ症など，さまざまな疾患との関連性が指摘されています。

お酒や薬物の摂取や，ゲームやギャンブルがやめられなくなるのが依存症です。<u>ASDやADHDの人は，依存症になるリスクが高いといわれています</u>。ASDの人は，興味をもったことをずっとやりつづけるため，依存症になりやすいといえます。ADHDの人は，衝動的に行動しやすく，すぐ手に取れ，飽きないしくみをもたせたスマホやゲームなどへのめりこみやすいとされています。実際に，成人のADHD患者の15.2%

が，何らかの物質依存症を抱えているという研究結果も出ています※。<u>発達障害の人は，不安症などの二次障害を抱える場合も多く，それが依存症につながっている可能性もあります</u>。依存症と診断された場合，その背景にある発達障害と向き合うことが，解決につながる場合もあるのです。

※物質をともなわない依存症は厳密には「依存症」とはよばず，「行動嗜癖」とよばれます。ギャンブル障害（ギャンブル症，ギャンブル行動症），ゲーム障害（ゲーム症，ゲーム行動症）などが正式な病名です。

市販薬（処方薬）依存症

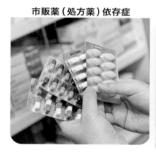

買い物依存症

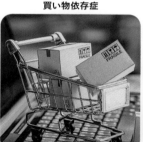

恋愛依存症

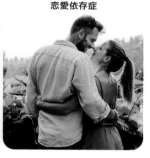

ゲーム障害（ゲーム依存症）

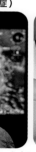

窃盗依存症（クレプトマニア）

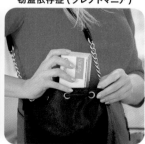

仕事依存症

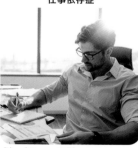

身近にひそむ依存症の例。物質や行為だけでなく，恋愛のように人に対して依存することもあります。

※：Kessler RC, et al. The prevalence and correlates of adult ADHD in the United States: results from the National Comorbidity Survey Replication. Am J Psychiatry. 2006; 163: 716-723.

「チック症」と
「トゥレット症」

本人の意志と関係なく突然体が動いてしまったり，発声してしまったりする「チック症」も発達障害に含まれます。運動や発声をともなうチックが一時的にあらわれることは，子供にはよくみられますが，多くの場合は大人になると症状が軽くなります。

運動チックや音声チックが1年以上にわたり強く持続し，日常生活に支障が出るほどになると，「トゥレット症」とよばれます。トゥレット症は，ストレスや家庭環境が原因であらわれると誤解されることがありますが，脳のはたらき方のちがいによっておこる体質的な疾患です。**トゥレット症も別の発達障害や精神神経疾患とあわせて発症することが多く，トゥレット症の50％以上にADHDの症状が認められたとの報告もあります。**

トゥレット症と
ADHDの関連性

突然体が動く運動チックと突然声が出る音声チックの両方が慢性的にみられる症状がトゥレット症です。チック症状は，不安や興奮状態などで悪化し，落ち着いて集中しているときにはおさまります。発症には遺伝的要因などが関係しているといいます。発達障害やほかの精神疾患をともなう場合もあります。

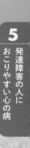

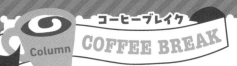

言語や運動に関する
さまざまな発達障害

　この章ではADHDやASDと関連性の高い二次障害を中心に取り上げてきましたが，それ以外にもさまざまな発達障害があります。コミュニケーションに関するものや運動に関するものなど，いくつか紹介していきます。

言語症

言語症は，言語を習得して使いこなすことがむずかしい障害です。言語症の子供は，はじめて意味のある単語を発する時期が遅れます。また，単語の種類が少ない，文章が短い，文法にあやまりがある，といった症状がみられます。

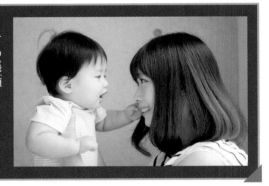

語音症

語音症は，声を出して言葉をつくることがうまくできない障害です。語音症の子供には，舌足らずな発音や，口から空気がもれるような発音がみられ，うまく話すことができません。あご，舌，くちびるの使い方を訓練することで改善されます。

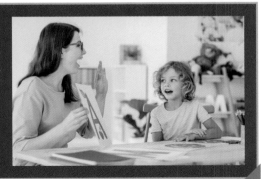

吃音症

吃音症は，なめらかに話すことができない障害です。「あー，あー」と単音，音節，単語をくりかえしたり，「あーーーーーー」と長くのばしたり，途中で話を中断したりするという特徴があります。人前での発表など心理的に負担がかかると重症化することもあります。

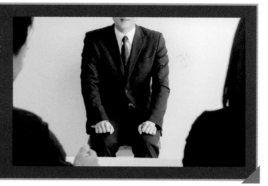

発達性協調運動症

発達性協調運動症は，ボタンをかける，両手で靴ひもを結ぶなど，体の各部位の動きを一つのまとまった動きにする動作が苦手な障害です。発達段階の初期で発症し，ハイハイや服を着るといった動作の習得が遅く，成長してからも日常生活に支障が出るような不器用さが目立ちます。

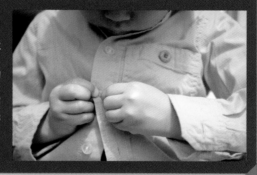

常同運動症

常同運動症は，手のひらをひらひらさせたり，体をゆすったりと無意味な動作をくりかえすのが特徴です。自分の体を痛めつけることもあります。何かに夢中になっていたり，ストレスを感じていたりするときにおこる傾向があります。小児期初期に発症しますが，多くの場合は年齢とともにおさまります。

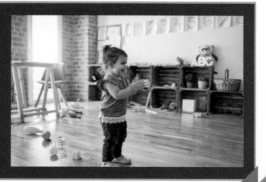

6

発達障害と上手につきあうために

この章では，発達障害の特性をもっている人が，なぜ日常生活や仕事に支障が出てしまうのか，その原因をさぐります。さらに，発達障害とうまくつきあうために知っておきたい知識や，さまざまなヒントを紹介していきます。

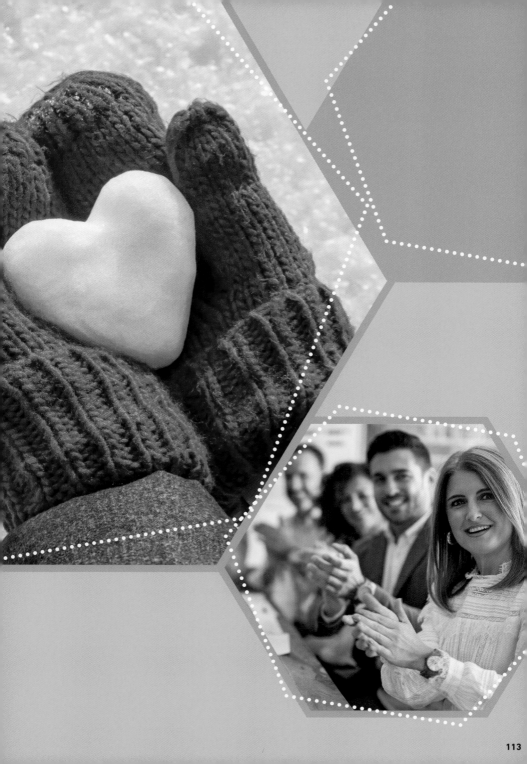

発達障害は親の子育てが原因ではない

自閉スペクトラム症（ASD）は「母親の愛情不足が原因」，注意欠如多動症（ADHD）は「親のしつけ不足が原因」などといわれることもあります。これは，自閉症の概念を提唱した児童精神科医のレオ・カナー（1894 ～ 1981）が，「自閉症の症状は母親の冷たい養育によるもの」と考えたことも影響しているようです。しかし，**それらの説は現在では完全に否定されています**。発達障害は遺伝的な要因が大きいと考えられているからです。

虐待などの適切でない養育によっておきる「愛着障害」の影響で，「他人と接触したがらない」とか「やけになれなれしい」という人格がつくられることはあります。**「他人と接触したがらない」という症状はASDと似ています。また，「なれなれしい」という行動はADHDの症状とよく似ています**。そのため，不適切な養育が発達障害の原因である，という説が出たと考えられています。

愛着障害とは

幼いころに虐待や育児放棄を受けた人は，安心感や愛情が満たされないために，人との交流や心のコントロールがうまくできません。

人に甘えることができず，人に接触したがらないタイプは，ASDの症状と似ています。また，警戒心がなく，過剰になれなれしい行動がみられるタイプは，ADHDの症状と似ています。

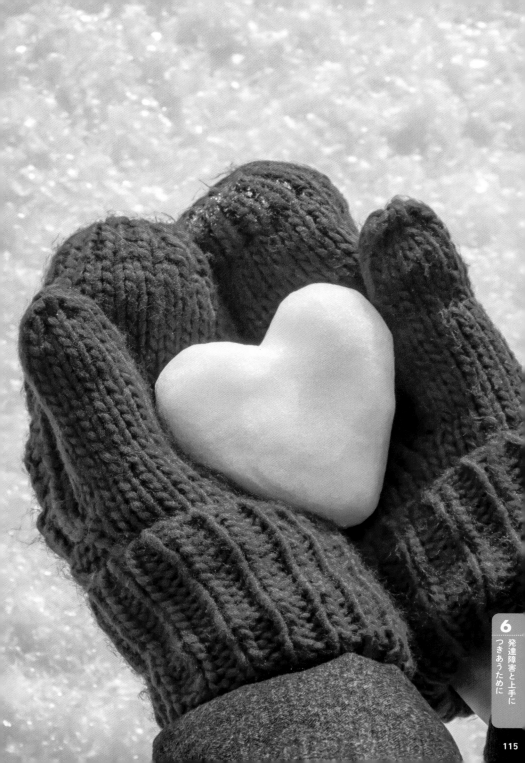

まずは自分の
特性をよく知ろう

発達障害は特性によって，ASDやADHD，学習障害（LD）の三つに分けられます。しかし発達障害の人の多くは，特性が重複した混合型であり，症状は人それぞれちがいます。**特性が重複している人でも，生活に支障が出ない範囲であれば，自分の特性と折り合いをつけることができます。** そのためには，自分の特性をよく知ることが大切です。

自分の特性やその濃淡は，どのように調べればよいのでしょうか。まずは，専門外来で診断してもらうことが考えられます。また，発達障害の特性の重複や強弱を，簡単にとらえられる右のようなグラフを使う方法もあります。こうし

た図を使ってイメージすると，ASDとADHDの特性と重複を理解しやすくなります。**最近では，はっきり発達障害ともいえないけれど，健常でもない「グレーゾーン」の人もふえています。** グレーゾーンの人たちは，ADHDやASDなどと診断されなくても，実際に人間関係がうまくいかず，「自分は社会に適応できない」と悩んでいます。発達障害の診断基準のすべてを満たしていなくても，調子の悪いときは診断域に入り，調子のよいときは健常である，というような幅もあります。グレーゾーンの人は，診断にこだわるよりも，困り事の解決をめざすことが大切です。

特性の強弱や重複を数値化してイメージする

発達障害の強さの数値イメージした図です。1〜3は生活上の問題になりにくい（診断されにくい），4〜5は診断が出るか出ないかのグレーゾーン，6〜7は診断が出ることもある，8〜9は生活上の問題になりやすい（診断が出やすい），10がASDまたはADHDと診断が出るというものです。数値に学術的な根拠はなく，あくまでも特性をイメージとして活用するためのものです。

参考文献：本田秀夫『発達障害　生きづらさを抱える少数派の「種族」たち』(SBクリエイティブ，2018)

AS と ADH の強弱と重複のイメージ

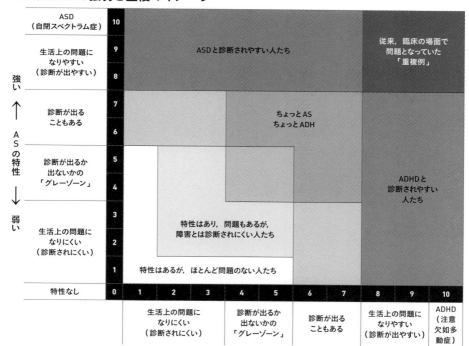

『発達障害　生きづらさを抱える少数派の「種族」たち』掲載の表を一部改変

※：ASDやADHDの「D」は英語では「障害（ディスオーダーもしくはディスアビリティ）」をさします。この表では，特性が必ずしも障害となるものではないとする本田博士の考えから，ASやADHという表現も使われています。

6 発達障害と上手につきあうために

117

自分の特性に合わせて環境を調整しよう

自分の特性がある程度イメージできたら，次はその特性に合わせて環境調整をしましょう。**環境の調整は，主に二つの方向で進めます。一つは，自分の特性を理解して，処世術を身につけていくという方向です。**

処世術の一つは，自分の能力を底上げすることです。発達の特性は，自分の能力が，平らではない状態であらわれることが少なくありません。たとえば，対人コミュニケーションに特性があるのであれば，コミュニケーションの教室で話し方や接し方を学んだり，書籍で知識をつけたりする方法が

あります。しかしおぎなう必要のある能力の背景に，発達の特性が大きくかかわっている場合は，自分の能力を底上げすることがむずかしいかもしれません。

そういう場合の処世術は，**何らかのかたちで，特性があらわれない手段を考えることです。**たとえば，対人コミュニケーションに特性があるのであれば，電話対応や窓口対応などのコミュニケーションが頻繁にくりかえされる仕事ではなく，コミュニケーションが少なくてすむ仕事を選ぶなど，得意なことをみつけるという方法もあります。

自分の特性をいかして強みに変える

あるASDの症状をもっている女性は，電話対応の仕事に就職したものの，話が聞き取れないなどコミュニケーションの問題を抱えて，仕事を辞めてしまいました。しかし，絵が好きな特性をいかし，本のPOP広告を書く書店の販売員の仕事につきました。イラストとキャッチコピーが好評で仕事もつづけられています。このように自分の特性を個性と考えて，自分をいかす場所をさがすことも，環境を調整する一つの方法です。

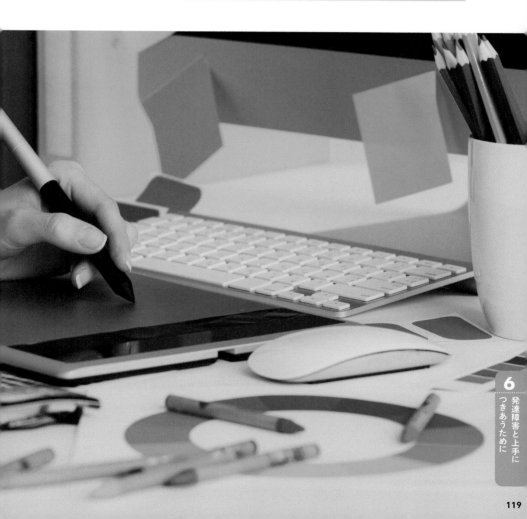

自分の特性を まわりに理解して もらおう

環境の調整には，自分の特性をまわりの人に理解してもらい，まわりの人といっしょに環境を整えていくという方向も考えられます。多くの人に協力してもらうことで，自分の能力をおぎなうための選択肢をふやすことができます。

とはいえ，自分から特性をまわりに伝えて協力してもらうことをためらう人も少なくありません。そこで，自分の特性をいかして，集団の中で必要な人になるというのも有効な手段です。

たとえば，ADHDの特性をもつある人は，仕事の予定を忘れたり，書類を置き忘れたりしてまわりの人にあきれられていました。しかし，その人は気配りの才能があり，まわりに声をかけ手助けするなど，気配り名人として評価が高くなり

ました。すると，今度はまわりの人がその人の苦手なことを助けてくれるようになったといいます。

ただし，環境調整だけですべてが解決するわけではありません。発達障害の特性が強く出ていて，生活に支障をきたしている場合や，不安障害やうつ病などの二次的な障害が出ている場合は，環境の調整だけで状況を改善することは困難です。

その場合は，医療や教育的な立場から子供の発達をうながす「療育（くわしくは123ページ）」や「福祉サービス」などの，専門的な支援を受ける方法もあります。また，専門家への相談や福祉サービスの利用，カウンセリングや薬物療法などの「医学的な治療」を，必要に応じて取り入れる対応法もあります。

多くの人に協力をしてもらって，能力をおぎなう

自分だけで環境を調整するよりも，周囲の人の手助けで環境を調整するほうが，自分の能力をおぎなう選択肢は大きくふえていきます。周囲の協力を得る方法として，自分の得意なことで周囲の人を手助けするかわりに，自分の苦手なことをおぎなってもらうというのもあります。

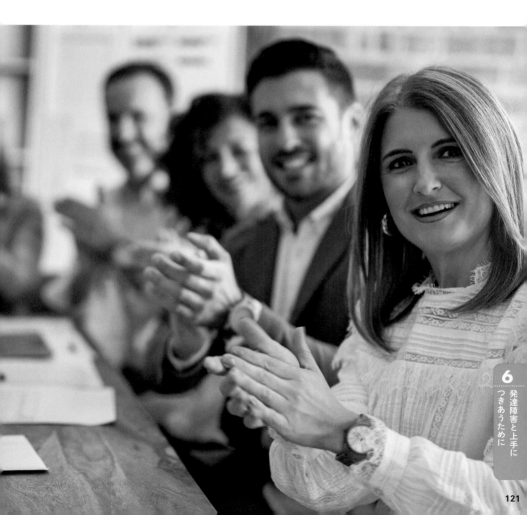

発達障害向けの「集団精神療法」

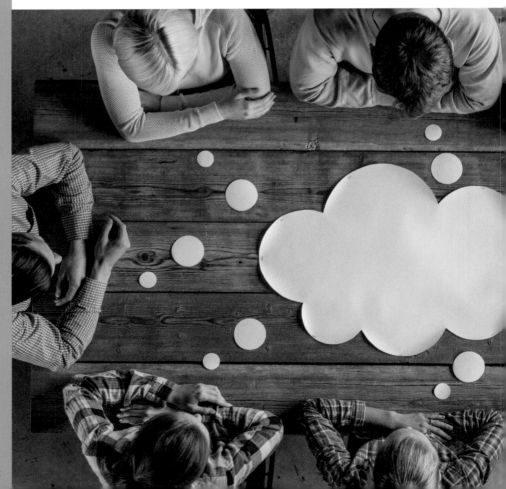

発達障害の大人向けには，定期的にミーティングに参加する「集団精神療法」もあります。これは，ASDまたはADHDの人がそれぞれ10人ほどのグループをつくり，**特性への理解を深めて，さまざまな場面でどう行動すればよいのかを学んでいく**ものです。

たとえば，ASDのミーティングでは，「飲み会に誘われたとき，相手を傷つけずにことわるにはどうすればよいか」など，社会生活の具体的な場面でのふるまい方を，ときには実演をまじえながら学んでいきます。

ADHDの場合は，ミーティングで「忘れ物をしたとき，どうするか」などのテーマで，自分はどう対処しているのかを発表していきます。発達障害者向けのデイケアのプログラムとして，集団精神療法を取り入れているクリニックや病院もあります。

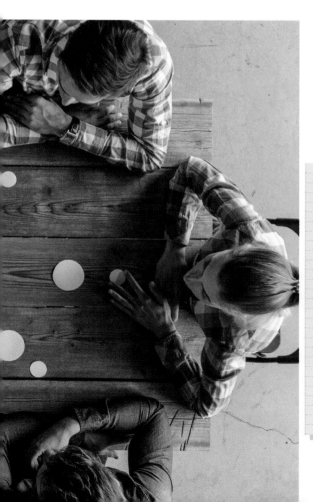

「療育」とは？

薬を使わない発達障害の治療法としては，専門機関による「療育」があります。これは，知的障害をともなうことも多い，中等度から重度の子供のASD患者が受けるものです。

療育では，現在おきている問題の解決と，将来の自立・社会参加をめざして，一人一人の発達の状態や障害に応じたトレーニングや教育を行います。同時に，親も子供への対応のしかたを学びます。

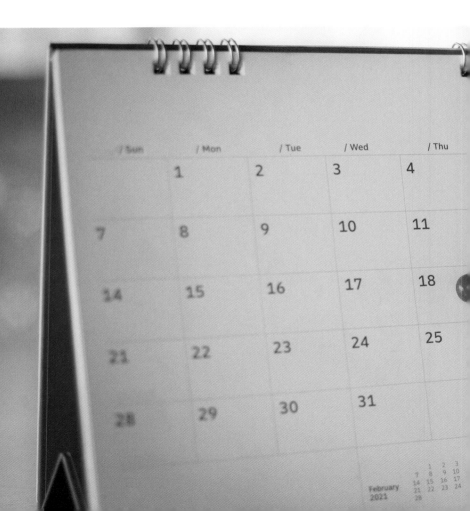

発達障害と上手につきあうために

時間感覚を
身につけるくふう

発達障害の人が苦手とするものの一つに，スケジュール管理があります。ADHDの特性をもつ人の中には，時間感覚を把握することに困難を覚える人がいるといいます。締め切り日までの時間がどのくらいあるのか実感できず，計画的に作業を進めるのがむずかしいという人もいます。

　そこで有効なのが時間の可視化です。たとえば，締め切りまでのカウントダウン方式を導入する方法があ

ります。やらなければいけないことごとに，締め切りまでの期間を「あと5日」「あと1時間」などと表示します。このときに注意しなければいけないのが，業務ごとに締め切りを設定するということです。業務ごとに締め切りを設定することで，多動や衝動性の傾向があらわれても，目の前の仕事に集中することができます。

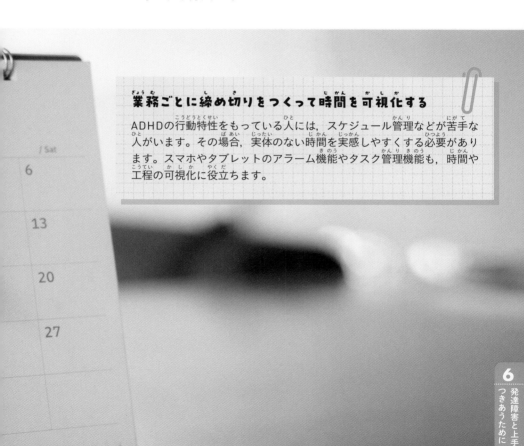

業務ごとに締め切りをつくって時間を可視化する

ADHDの行動特性をもっている人には，スケジュール管理などが苦手な人がいます。その場合，実体のない時間を実感しやすくする必要があります。スマホやタブレットのアラーム機能やタスク管理機能も，時間や工程の可視化に役立ちます。

集中しやすい環境をつくろう

発達障害の人の中には，音の大小や遠近にかかわらず，すべての音が大きく聞こえてしまう人がいます。また，BGMとして流れている音やまわりの人の声など，自分に関係のない音まですべて頭に入ってきてしまう人もいます。こうした聴覚過敏の人は，集中力が低下して，学業や仕事に支障をきたすことがあります。

聴覚過敏の人の中には，ノイズキャンセル機能つきのイヤホンで対応している人もいます。しかし，触覚過敏がある場合は，イヤホンをつけつづけることができません。**聞き取りづらいことをまわりの人に伝えたり，静かな環境で会話したりすることが必要です。**

一方，視覚過敏の人は，視界に入るすべての情報が頭に入ってきてしまいます。物が多いところにいると，集中力を使いすぎてつらくなります。**机の上の物を整理して，視界に入る物を減らすことが有効です。**パソコンの画面の明るさを減らすことも効果的です。

社会活動をさまたげる聴覚や視覚の過敏

発達障害者を対象とした国立障害者リハビリテーションセンターの調査では，いちばんつらい感覚として聴覚過敏があげられました。次につらい感覚過敏は視覚でした。聴覚や視覚などの感覚が敏感になると，生活に支障が出てくる可能性が高くなります。イヤーマフや耳栓など，音をやわらげたり，さえぎったりしてくれるアイテムが有効です。

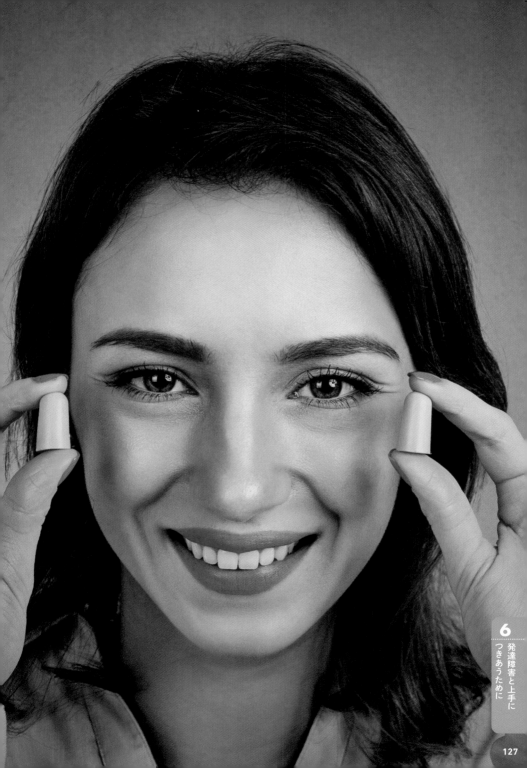

作業をパターン化 しておくのも 効果的

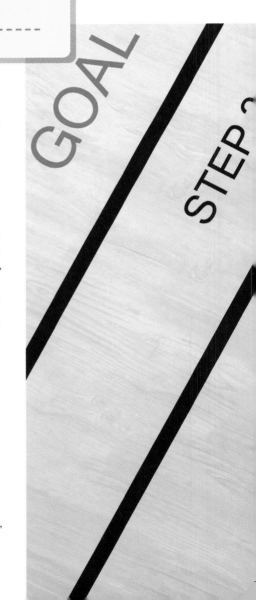

ASDの特性をもつ人は，自分が決めた行動パターンにこだわりすぎてしまいます。そのため，仕事全体を客観的にみて，仕事の段取りを組み立てたり優先順位をつけたりすることが困難です。

ADHDの特性をもつ人は，目についたものや興味のあるものから次々と手をつけてしまいます。そのため，計画通りに物事を進められません。

仕事の段取りに関する問題は，事前に優先順位を決めて，考える余地をなくしておくことで解決します。自分で優先順位を決められなければ，上司やまわりの人に決めてもらいます。こだわりをなくすためにも，仕事をパターン化しておくとよいでしょう。

集中力がつづかない場合は，自分がやらなければいけないことの大まかな優先順位を決めておき，そのうえで並行して進められるものをいくつか決めておきます。一つのことに飽きたら，ほかのことに切りかえて，効率よく進めることができます。

どうすれば段取りが上手になるのか

自分の特性が影響しない仕事の進め方を考えることも必要です。たとえばやるべき作業のファイルをすべて開いておいて，メールの処理に飽きたらワードでの報告書作成，その次はエクセルでの伝票入力など，複数の仕事を並行して行うようにします。こうすることで，仕事への集中力を持続させ，スケジュール通りに仕事を進めることができます。

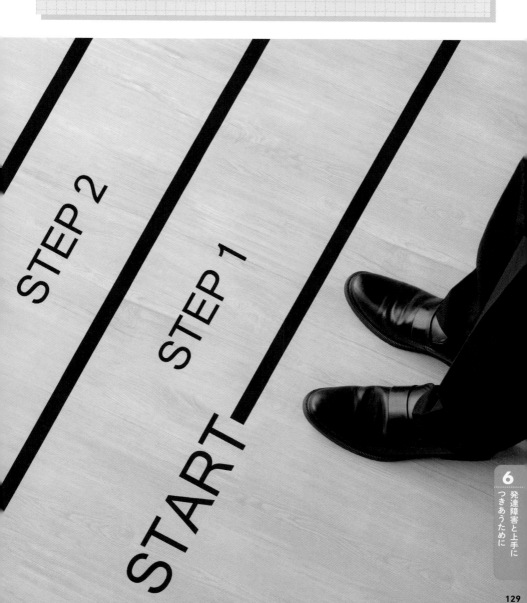

スマホや手帳でケアレスミスを減らそう

チェックのルール化をしよう

確認のし忘れや情報の取りちがえなど，不注意によるまちがいを減らすルールをつくりましょう。手帳を使う場合は，1冊だけを使うのが基本です。複数の手帳を使うと，どの手帳に記入したのかを忘れてしまい，予定があるのかないのか，わからなくなる可能性があるためです。

ADHDの特性をもつ人には，ケアレスミスや物忘れに苦労する人もいるでしょう。人によっては，視覚過敏などが，まちがいにつながる場合もあります。そういうときは，**スマホのアプリなどを活用して，やらなければいけないことを思いだし，チェックするしくみを整えることが重要です。**

ASDの特性をもつ人は，こだわりが強く，物に対する愛着を抱きやすい傾向があります。**色やデザイン，手触りなどが気に入った手帳を購入すれば，スケジュールの管理を習慣にしやすくなります。**

まわりの人の協力も欠かせません。たとえば，チームリーダーが重要な会議や面会などの前日にメールを送信し，スケジュールを確認できるようにすることなどで，まちがいを減らすことができます。

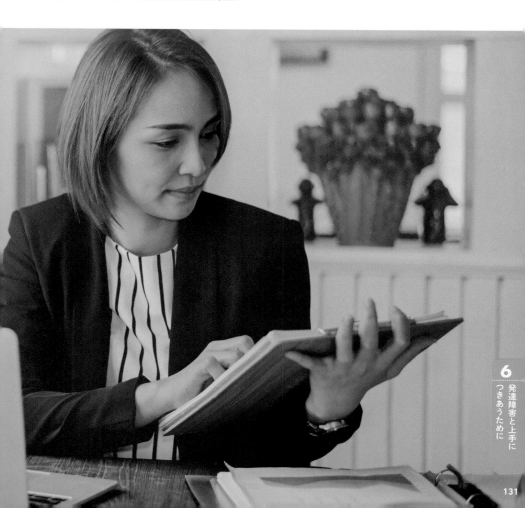

6

発達障害と上手に
つきあうために

整理整頓を
うまくこなすコツ

A DHDの人は，物事の優先順位をつけづらいという特性があります。このため，整理整頓も苦手で，机の上が書類の山になっていることも少なくありません。

整理整頓ができていない状態とは，その時その場所に必要のない物が置かれている状態です。整理整頓に必要なのは，「不要な物を取り除く」「必要な物の場所を確保する」「必要な物をすぐに使えるように管理する」の三つです。

不要な物を取り除くときや，必要な物の場所を確保するときは，使用頻度を考えることが重要です。たとえば，机の上を片づけるのであれば，使用頻度が低い物は，机の上から取り除きます。また，使用頻度が高い物は，机の上の手に取りやすい場所に置きます。

必要な物をすぐに使えるように管理するためには，つねに片づけつづけることが重要です。整理整頓された状態を撮影しておいたり，引きだしに何を入れているかを付せんに書いてはっておいたりすると，あとで役に立ちます。

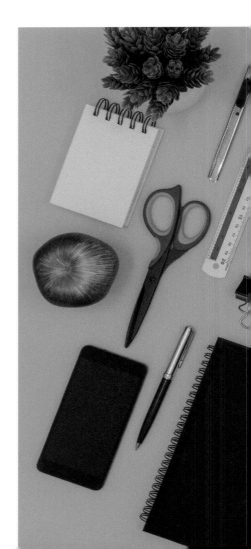

物の置き場所を決めておこう

使用頻度が高い物は，手に取りやすい場所に置きます。たとえば学校や会社に行くための「鍵」「定期券」などを玄関の壁にかけておく，などです。片づけが終わったら，整理整頓された状態をスマホで撮影しておくのもよいでしょう。整理整頓が乱れてきたときに，画像と比較すると，不要な物がどれかすぐにわかります。

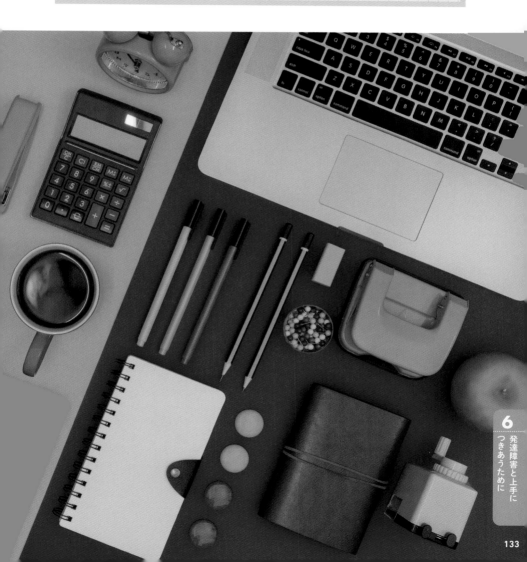

スムーズに
会話をするには
どうすればよいか

発達障害の人の中には，コミュニケーションが苦手だと感じる人が少なくありません。

ASDの特性をもつ人は，相手の真意を理解するのがむずかしい場合が多いようです。一方，ADHDの特性をもつ人は，頭に浮かんだことをすぐに口に出して，会話をさえぎってしまい，相手を不愉快な気持ちにさせてしまうことがあります。

コミュニケーションの原則として，「相手が主役」と心がけていれば，大きな問題になることは少ないといえます。自分から何か話をしなければならないという気持ちにとらわれないことが重要です。相手の話しているテーマについて

質問すると，会話が自然とつづいていきます。話の流れについていけないと思ったときは，うなずくだけでもよいのです。相手が主役とつねに心がけていれば，会話の途中で相手の話をさえぎって，自分の話をはじめるようなこともなくなるでしょう。

また，**論理的に話せない，わかりやすく相手に伝えられないと悩んでいる場合は，話したい内容を一度書きだしてみて検証してみるのもよいでしょう。**主題とずれていたり，時系列がおかしかったりしないか確認をします。文字を読むのが苦手な場合は，テープレコーダーに自分の意見を録音して聞きかえす方法もあります。

相手を中心に会話を広げてみよう

コミュニケーションをとるときには，「その考え方はいいですね」とか「もう少し聞かせてください」などと相手の意見を聞くような言葉をはさむと，相手からも意見を求められるようになります。これが会話のキャッチボールへつながります。

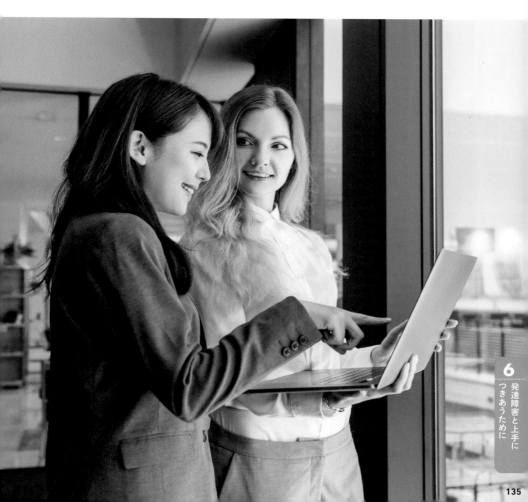

まわりの人の気づかいで，生きづらさがやわらぐ

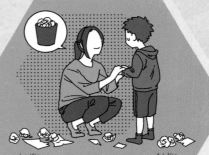

失敗したときはしからずに，問題の解決方法をいっしょに考えましょう。うまくできたときにしっかりとほめることも大切です。

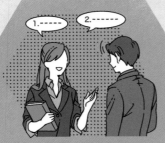

コミュニケーションをとるときは，「ゆっくり」「短く」「正確に」伝えることを心がけます。遠まわしな表現やあいまいな表現は避けましょう。

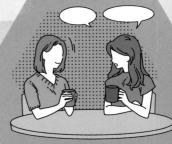

「早くして！」「まだ？」などとせかさずに，じっくりとおだやかな態度で話を聞きましょう。

発達障害の根本的な原因を取り除くことは困難であるのが実情です。しかし，薬によってつらい症状をおさえたり，本人の行動や周囲の人の気づかいによって，生きづらさをやわらげたりすることは可能です。

しかし，本人の努力だけですべてを変えていくことは困難です。**周囲の人が理解を深め，適切な気づかいを行うことも大切です**。発達障害のある子供や大人に対する，よりよい気づかいの方法を下にえがきました。発達障害の症状はさまざまです。それぞれの症状に合わせたくふうをすることで，本人の生きづらさを軽減させることができます。なお，イラストでは，発達障害のある人を紫色でえがいています。

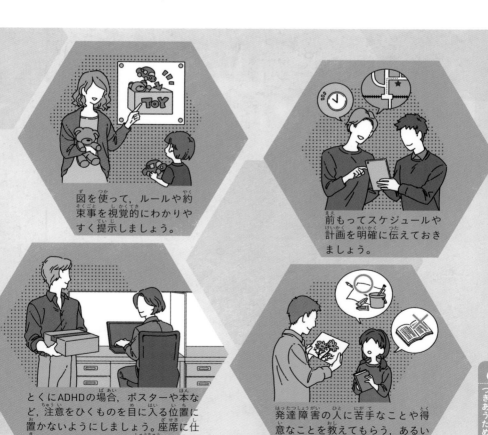

図を使って，ルールや約束事を視覚的にわかりやすく提示しましょう。

前もってスケジュールや計画を明確に伝えておきましょう。

とくにADHDの場合，ポスターや本など，注意をひくものを目に入る位置に置かないようにしましょう。座席に仕切りをつけるなどして，集中しやすい環境をつくることも大切です。

発達障害の人に苦手なことや得意なことを教えてもらう，あるいは，苦手なことや得意なことに気づいてあげるようにしましょう。

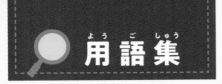

用語集

ADHD

発達障害の一つである「注意欠如多動症」のこと。Attention-Deficit / Hyperactivity Disorder の略。主な特徴として，約束や物を忘れるなどの「不注意」，じっとしていられない「多動」，感情の抑制が苦手で考える前に行動しがちな「衝動」の三つがあげられる。

ASD

発達障害の一つである「自閉スペクトラム症」のこと。Autism Spectrum Disorder の略。コミュニケーションに障害がみられ，言葉の表面的な意味にとらわれたり，同じ行動パターンをくりかえしたりするなどの特徴がみられる。

CDC

アメリカ疾病予防管理センター（Centers for Disease Control and Prevention）の略。アメリカ合衆国のジョージア州アトランタにある，病気や健康に関する研究所。感染症対策などで国内外問わず主導的な活動を行っている。

DSM-5

アメリカ精神医学会が発行している，精神疾患の診断・統計マニュアルの第5版で，Diagnostic and Statistical Manual of Mental Disorders 5th Edition の略。さまざまな精神疾患に対して，医師が客観的な判断をするための診断基準が定められている。

fMRI

functional magnetic resonance imaging の略。脳の活動を測定し，画像化する手法。体の内部の構造を見ることができる「MRI」という手法（装置）を応用している。なお，fMRI はニューロンの活動によって生じた血流の変化をとらえるもので，ニューロンの活動そのものをとらえるわけではない。

IQ

知能指数（Intelligence Quotient）のこと。アメリカの心理学者ルイス・ターマンは IQ テスト（スタンフォード・ビネー検査）を作成し，140以上を「天才」とした。平均は 90〜100 ほどで，110 をこえると優秀とされる場合が多い。

LD

発達障害の一つである「学習障害」のこと。Learning Disability の略。主な特徴として，文字を読むことが苦手な「読字障害」，文字を書くことが苦手な「書字障害」，計算などが苦手な「算数障害」がみられる。

アスペルガー症候群

自閉スペクトラム症のうち，言語に関する能力の障害をともなわないものをさす。ただし，自閉症と明確に分けることはむずかしい。

依存症

お酒や薬物などの摂取や，ギャンブルやゲームなどの行為を，やめたくてもやめられない状態をさす。近年は市販されている風邪薬などを大量摂取するなどの薬物依存も問題になっている。

うつ病

DSM-5 の診断基準では，気分の落ちこみなどの症状が強い状態や，物事に関する興味を失った状態が2週間以上つづいていること，とされている。「双極性障害」は，活動が活発になる「躁状態」と気分が落ちこみ活動が抑制される「うつ状態」がくりかえされる症状がみられるもので，うつ病とは区別される。

疫学調査

感染症などのさまざまな病気について，発生した病気の全体像や特徴などを調査すること。

オキシトシン

ホルモンの一つ。相手への信頼度を高めたり，ストレスホルモンといわれるコルチゾールの濃度を下げたりする効果がある。「愛情ホルモン」とよばれることもある。ASD の症状を改善する効果が期待されている。

境界知能

IQ が 70 ～ 84 程度で，知的障害よりは高いものの，平均よりは低い範囲に位置する。境界知能の子供は全体の約 14 ％ だといわれる。

サヴァン症候群

一瞬見ただけの複雑な景色をえがくことができるなど，驚異的な記憶力や計算力などの特性のこと。ASD の人に多くみられるが，病気や事故で脳に損傷を受け，サヴァンになる場合もある。

自閉症

自閉スペクトラム症のうち，言語に関する能力の障害をともなうものをさす。ただし，アスペルガー症候群と明確に分けることはむずかしい。

前頭連合野

大脳の約 3 割を占める部位で，情報から推論をしたり，意思決定をしたりなど重要な役割をになっている。前頭前野，前頭前皮質ともよばれる。

大脳

ヒトの脳の大部分を占め，言語や思考，感覚，記憶など，知的活動を制御する中枢機関。ヒトをヒトたらしめる部位。大脳の表面は，神経細胞が密集した「大脳皮質（灰白質）」というしわにおおわれている。

大脳基底核

大脳の中心部分にある，ニューロンの集まり。左右の大脳半球それぞれにある。

知的障害

IQ が 69 以下で，学習だけでなく，運動，コミュニケーションなどが全般的に苦手な症状がある。LD とは区別される。知的障害の子供は全体の約 2 ％ だといわれる。

てんかん

突発的に意識障害，運動障害，視覚・聴覚障害などがおこる病気。脳の障害や傷が原因の「症候性てんかん」と，原因がわからない「突発性てんかん」の二つに分けられる。

ドーパミン

神経伝達物質の一つ。脳に信号をあたえ，情動や行動をうながしたり，抑制したりしている。

内側前頭前野

内側前頭前野は，大脳の内側のおでこ側にある部位のこと。コミュニケーションにおいて相手の反応を判断する役割をになっている。さらに，表情や声色，言葉の内容のくいちがいなどを素早く処理するために複雑な神経ネットワークをもっている。

ニューロン

脳を構成する神経細胞で，核のある「細胞体」，細胞体からのびた「樹状突起」と「軸索」からなる。脳では 1000 億個のニューロンが，一つのネットワークを構成している。ニューロンは受け取った情報を，ニューロン内では電気信号として，ニューロン間では化学的な信号（神経伝達物質）を利用して伝達する。ニューロンの末端に存在する構造がシナプスで，そこで神経伝達物質のやりとりが行われ，電気信号が発生する。

報酬系

ヒト（動物）の脳において，欲求が満たされたときや，欲求が満たされると期待できるときなどに活性化される神経回路。報酬系には，ドーパミンがかかわっている。

おわりに

これで『発達障害のすべて』はおわりです。発達障害は，「障害」ではなく，生まれながらもっている「特性」と考えられています。しかし，その特性ゆえに，学校生活に支障をきたし，社会に出てからは人間関係でつまずきやすいものでもあります。

ふだんから苦手なことが多く，コミュニケーションもあまり得意ではないと感じる人は，この本を読んで「自分にもあてはまる」と思うかもしれません。しかし，ここで紹介した特性は，程度によって一般の人にもあてはまることが少なくありません。少しでも不安なことや心配なことがあるときは，まず医療機関や相談窓口に問い合わせてみてください。

もし医療機関を受診してはっきりと発達障害と診断されなかったとしても，発達障害と上手につきあう方法を身につけておけば，生きづらさを感じることは減るでしょう。また，家族や友人，同級生や職場の同僚など，身近な人が発達障害であった場合も，その人の特性を理解し，スムーズに支援をすることができるようになります。

本書が，グレーゾーンの人も含めて，すべての人が自分らしく楽に生きるための役に立てれば幸いです。

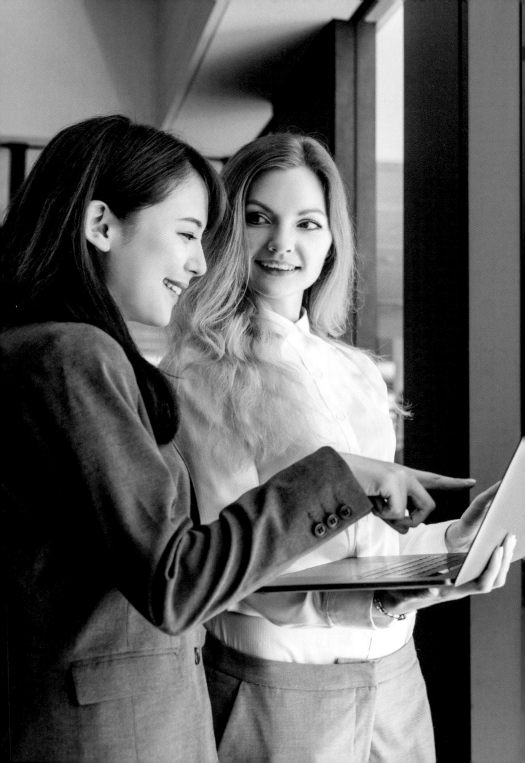

超絵解本

絵と図でよくわかる
心の病
悩みの多い現代に必須の知識

A5 判・144 ページ　1480 円（税込）　好評発売 中

最近，憂うつな気分がつづいている，昔から「変わった人」だといわれることが多い，仕事や勉強が手につかないほど，のめりこんでいるものがある……。これらが気持ちや性格によるものなのか，それとも「心の病」なのか，気になる人も多いでしょう。

私たちの心（精神）は複雑なうえに，とても繊細です。「ストレス社会」といわれる昨今，子供から大人まで，心を病んでしまう可能性はだれもが抱えています。

この本では，心が原因とされるさまざまな病気について，症状の見分け方から治療法までを，わかりやすく紹介していきます。正しい知識やよりよい対処法を身につけましょう。

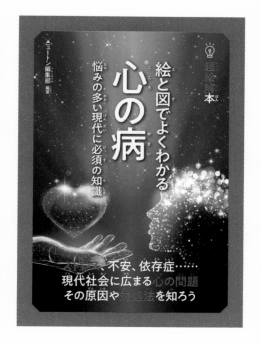

超絵解本

絵と図でよくわかる

心の病

悩みの多い現代に必須の知識

ニュートン編集部 編著

不安、依存症……
現代社会に広まる心の問題
その原因や対処法を知ろう

**15人に一人が
うつ病になっている!**

**依存症の人に
共通する特徴とは?**

**自分や身近な人が
「心の病」かもと思ったら**

Staff

Editorial Management	中村真哉	Design Format	村岡志津加（Studio Zucca）
Cover Design	秋廣翔子	Editorial Staff	上月隆志

Photograph

8〜11	artrachen/stock.adobe.com	61	metamorworks/stock.adobe.com	107	i viewfinder/Shutterstock.com, nancy10/stock.adobe.com, William Potter/hutterstock.com, Marjan Apostolovic/shutterstock.com, sezer66/Shutterstock.com, Andrey_Popov/Shutterstock.com, Jacob Lund/shutterstock.com
12-13	photographee.eu/stock.adobe.com	62-63	BillionPhotos.com/stock.adobe.com		
14-15	nancy10/stock.adobe.com	64	sylwia Nowik/stock.adobe.com		
16-17	pathdoc/stock.adobe.com	66	(clapjt/amanaimages		
18-19	LStockStudio/stock.adobe.com	67	daimath/stock.adobe.com		
21	pathdoc/stock.adobe.com	68-69	oreanto/stock.adobe.com		
24-25	LIGHTFIELD STUDIOS/stock.adobe.com	70-71	tomertu/stock.adobe.com	108-109	Krakenimages/stock.adobe.com
25	SciePro/stock.adobe.com	72-73	kapinon/stock.adobe.com	110	blanche/stock.adobe.com, photographee.eu/stock.adobe.com
26	maroke/stock.adobe.com	73	Eiki Photography/stock.adobe.com		
29	トラノスケ/stock.adobe.com, sunabesyou/stock.adobe.com	74	Monkey Business/stock.adobe.com	111	健二 中村/stock.adobe.com, chihana/stock.adobe.com, krakenimages.com/stock.adobe.com
30-31	Stefanie/peopleimages.com/stock.adobe.com	76-77	Prostock-studio/stock.adobe.com		
32-33	stasnds/stock.adobe.com	78-79	あんみつ姫/stock.adobe.com	112-113	augusta16/stock.adobe.com
34	krakenimages.com/stock.adobe.com	80	Kana Design Image/stock.adobe.com	113	Krakenimages.com/stock.adobe.com
37	SciePro/stock.adobe.com	82	garage38/stock.adobe.com	114-115	augusta16/stock.adobe.com
38-39	Matthieu/stock.adobe.com	84-85	vejaa/stock.adobe.com	119	kozirsky/stock.adobe.com
42-43	Syda Productions/stock.adobe.com	86-87	Elena/stock.adobe.com	121	krakenimages.com/stock.adobe.com
44-45	metamorworks/stock.adobe.com	89	Eiki Photography/stock.adobe.com	122-123	alotofpeople/stock.adobe.com
45	Imagenatural/stock.adobe.com	91	David L/peopleimages.com	124-125	kunakorn/stock.adobe.com
46-47	EdNurg/stock.adobe.com	93	kapinon/stock.adobe.com	126-127	pathdoc/stock.adobe.com
47	BillionPhotos.com/stock.adobe.com	94-95	takasu/stock.adobe.com	128-129	takasu/stock.adobe.com
50-51	HBS/stock.adobe.com	95	SB Arts Media/stock.adobe.com	130-131	sodawhiskey/stock.adobe.com
52-53	milatas/stock.adobe.com	96-97	takasu/stock.adobe.com	132-133	Constantine/stock.adobe.com
54	funny face/stock.adobe.com	99	pathdoc/stock.adobe.com	135	metamorworks/stock.adobe.com
55	mina/stock.adobe.com	101	ah/stock.adobe.com		
56-57	EdNurg/stock.adobe.com	102-103	Teeradej/stock.adobe.com	141	metamorworks/stock.adobe.com
58-59	pathdoc/stock.adobe.com	105	SB Arts Media/stock.adobe.com		
		106	show999/stock.adobe.com		

Illustration

表紙カバー	Newton Press	43	Newton Press	81	Newton Press
表紙, 2	Newton Press	49	Newton Press	83	Newton Press
9	Newton Press	51	Newton Press	91	Newton Press
15	Newton Press	65	Newton Press	136-137	Newton Press
27	Newton Press	75	Newton Press		
41	Newton Press	79	Newton Press		

本書は主に，ニュートン別冊『精神科医が語る　発達障害のすべて』の一部記事を抜粋し，大幅に加筆・再編集したものです。

監修者略歴：
山末英典／やますえ・ひでのり
浜松医科大学精神医学講座教授。医学博士。2006年東京大学大学院医学系研究科卒業。専門研究領域はPTSDや統合失調症などの精神疾患の脳画像研究。現在は，ASDの脳神経基盤解明と治療薬開発を中心に研究を進めている。2018年日本医療研究開発機構AMED理事長賞を受賞。2023年CINP Clinical Research Award受賞。

超絵解本

グレーゾーンの人でも役立つヒントが満載

精神科医が語る 発達障害のすべて

2023年11月10日発行

発行人	高森康雄
編集人	中村真哉
発行所	株式会社 ニュートンプレス
	〒112-0012東京都文京区大塚3-11-6
	https://www.newtonpress.co.jp
	電話 03-5940-2451

© Newton Press 2023　Printed in Japan
ISBN978-4-315-52749-0